ウイルスに負けない生き方

～新型コロナウイルスの真実～

刈谷真爾
（医学博士・高知大学医学部附属病院病院教授）

F
フローラル出版

重要

新型コロナウイルスは、新しい病原体であり、刻々と新しいデータや研究が発表されるものです。

本書は、出版の時点における最新のデータに基づいてまとめたものですが、新しいデータの登場により、細かい対処の仕方に変更が出る場合があります。

緊急事態宣言が発動され、日本の新型コロナウイルス対策が一段と強化されています。

そのため、引き続き、政府当局及び担当医の勧告に注意し、それに従ってください。

〈本書に出てくる用語〉

SARS-CoV-2（サーズ-コブ-2）＝新型コロナウイルスの正式名称

COVID-19（コビット-19）＝新型コロナウイルスによって
引き起こされる病気

パンデミック＝病気が広範囲にわたり流行すること

免疫＝ウイルスなどの病原体と戦う力

健康＝元気よく、不自由なく生活を送れる状態、及びその力

©Dmitriy Sergeev ／ BIGSTOCK

〈確認しておきたいデータ〉

約 29 ～ 65 万人＝インフルエンザによる年間死亡者数

40 倍＝持病（生活習慣病）のある方の
インフルエンザによる死亡率の上昇

88,538 人＝ 2020 年 4 月 9 日までの
COVID-19（新型コロナウイルス）による死亡者数

80 歳以上 =COVID-19 による死亡者の平均年齢

72.6 歳＝世界の平均寿命

2 ～ 3= 新型コロナウイルスによる死亡者の持病（生活習慣病）の数

81%= フローラル出版の独自調査で、「新型コロナウイルスによる経済破綻」が「新型コロナウイルスそのもの」よりも恐れていると
答えた人たちの割合。

まえがき

パンデミックがやってきた

中国の武漢市。人口が1100万人の大都市。世界80ヵ国から、5973社もの外資系企業が集まる、中国の鉄鋼産業と自動車産業の中心地である。

中国最後の朝廷を覆した共和革命である辛亥革命《しんがいかくめい》の幕開けともなった武昌起義《ぶしょうきぎ》と呼ばれる事件が起きた（1911年）場所であり、1960年から1974年にかけては、毛沢東《もうたくとう》の別荘地でもあった。

そして、現代では、350もの研究所、1470社のハイテク企業、40万人もの技術者が居住する大都市である。

エネルギーに満ち満ちていて、活気溢れる現代の中国を象徴する大都会のひとつといえるだろう。

そんな武漢市では、去る2019年の12月に異変が起きた。インフルエンザのような症状を訴える患者が病院を訪れたのである。

最初の検査では、インフルエンザ陽性という結果は出なかった。ところが2002年から2003年にかけてのSARS（サーズ）流行を経験している中国の病院だからこそ思い当たるところがあったのだろう。さらに、検査をしてみると、「SARS-CoV-2（サーズ-コブ-ツー）」と名付けられる「新型コロナウイルス」が病気の原因だということが判明したのだ。

さらに、このウイルスは、10％もの死亡率を持つSARSと同じコロナウイルス系だということがわかり、「恐れ」が中国の医療関係者の間で湧き起こった。

中国のCCDC（中国《ちゅうごく》疾病《しっぺい》预防《よぼう》控制《こうせい》中心《ちゅうしん》＝中国疾病予防管理センター）によると2020年1月10日までに症状が発生した患者の死亡率は、14～16％程度であるという。これはSARSよりも高い死亡率ではないか！！！

このニュースを受けて、たちまち世界的なパニックが始まったのである（あなたにはパニックを起こす前に、まず、本書の「第2章」を読んでいただきたい。そうすればこのウイルスに関するデータの見方が変わり、パニックには陥らないはずである）。

＊中国のCCDC（中国疾病予防管理センター）のデータより

今（2020年4月7日現在）、この新型コロナウイルスが世界184ヵ国・地域にも広がり、確認されている患者数は148万4811人、そして約8万8538人（イタリア1万7669人、スペイン1万4792人、フランス1万0869人、イギリス7097人、その他）もの方々がこの病気により命を落としている。そして今もなお、新型コロナウイルスの罹患者及び死亡者の数は伸び続けている。

＊WHO（世界保健機関）のデータより

こうした事態が続くなか、2020年3月11日、WHO（世界保健機関）は、このSARS-CoV-2によって発生する病気COVID-19をパンデミック（世界的な大流行）と宣言した。それによって多くのイベントはキャンセルされ、旅行の規制が敷かれ、企業は従業員に自宅勤務を指示し、外出禁止令なども出され、今、世界中がまさにパニック状態に陥っていると言っても過言ではないだろう。

しかし、私が、科学者・研究者・医療関係者という立場からこの流れを見ると、このCOVID-19（新型コロナウイルスSARS-CoV-2によって発生する病気）、それに対する予防策、その死亡率や怖さの程度、さらにはCOVID-19から自分の命を守るために何が必要なのかということについて、ややもすると間違った報道が多く行われているように思えてならない。そのため新型コロナウイルス関係のニュースを見る一般の人々の間で、「大きな勘違い」が発生しているように思えるのだ。

私は本書を通して、それらの「大きな勘違い」を、科学者・研究者・医療関係者としての立場からわかりやすく説明していきたいと思う。

そして何よりも、本書を読む人たちが、自らの対策や行動で自分の命を守ることができるよう、医師の立場から解説・指導していきたいと思う。

「新型」という名前が付けられているように、今回のCOVID-19は新しい病気であり、専門家の間でさえ、まだまだ研究や理解が不十分なところが多々ある。新しいデータが発表されるに連れて、予防策（ワクチンなど）や、対症療法（抗ウイルス剤など）の開発が行われ、臨床における対策が進められている。

私たちは引き続き、病院の医師や担当医の方々の指示を大切にする必要があり、政府から発令される指示や勧告についてもしっかり聞いて、正しく理解し、協力していかなければならない。

なお、本書は、医学専門書として執筆しているのでもなければ、学会の論文発表といったものでもないので、読者の皆さんが理解しやすいように専門的な話などについては割愛するところも出てくると思うが、その点はご了承いただきたい。

本書の提言は、新型コロナウイルスの流行を理解し、皆さんの命と生活、そして社会そのものを守るうえでは、大いに役立つものと確信し、出版に踏み切る決意をした次第である。

医学博士・高知大学医学部附属病院病院教授　刈谷 真爾

ウイルスに
負けない
生き方
～新型コロナウイルスの真実～

目次

第1章　敵を知る

第4章　新型コロナウイルスの診断

第5章　死なないための知恵

第6章　診断と処方

編集協力／ＳＵＭＩＥ、大熊真一
校正／株式会社ぷれす
装丁／田中真琴

第1章

敵を知る

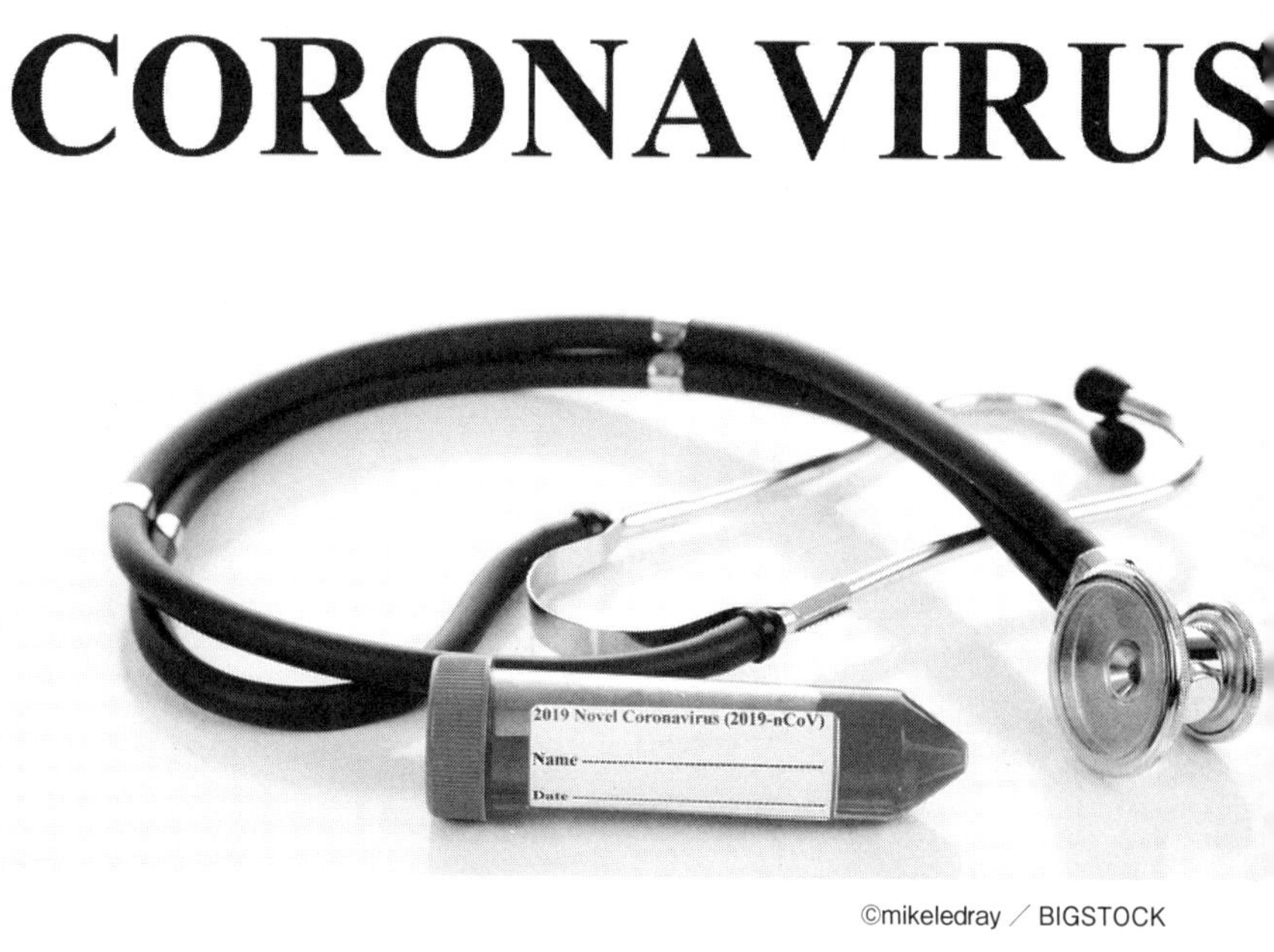

©mikeledray ／ BIGSTOCK

生きるということ

ここで、命の基本に立ち戻って、考えてみよう。

最も根本的なレベルでいうならば、生きるということは、ある意味で「わがままな自己主張」といえる。

細胞レベルで見てみると、細胞の一つひとつがその周りに膜を張り、膜の内側にある物質をすべて「自」と呼び、その膜の外にある物質を「他」と呼ぶ。

最も根本的なレベルでは、生命とは、自分の周りに膜を張り、その膜の内側にあるものを「自」と呼び、その外にあるものを「他」と呼ぶ自己主張なのである。

これは単細胞生物でも、人間のような複雑さの頂点を極めるような生物でも同じだ。

あなたは、皮膚という膜を作り、その中にあるものは「自」と呼び、その外にあるものは「他」と呼ぶようにしている。

そのようにして膜を張ることによって単独の生き物として生まれた生物は、次に新陳代謝を行う。

つまり、身体を作り上げたり、エネルギーを生み出したりするために必要な物質を食事などにより摂取し、それから排泄《はいせつ》・呼吸などによって、その物質をまた失うのである。

そして人間は、自分の複製を作り、自分の形を次の世代に子孫として伝えようとする。細胞は分裂することにより、そのプロセスを行い、人間はセックスを通じて、子供を儲けて、自分のDNAという「身体の設計図」を後世に残す。

そして最後に、寿命に達したとき、死んでいく。

自分のコピーを残す作業に成功していれば繁栄し、失敗すると種としては淘汰される。膜を作り、新陳代謝を行い、子孫を残す。そうするなかで、進化を遂げて、今の環境に適応しようとする。これが命の基本といえるのではないだろうか。

膜を作り、新陳代謝をし、子孫を残し、進化を遂げて、そして、今の環境に適応しようとする、これが命の基本である。

あなたの身体の実態

そこで、あなたの身体について、もう少し深く考えてみよう。

ほとんどの人間は、自分自身をひとつの単独生物として、捉えていることだろう。

しかし、人間の身体は、それをはるかに超える「素晴らしい奇跡」といえるのではないだろうか？

大きくいえば、あなたの身体は、細胞によって構成されている。

現代科学の推定するところによれば、あなたの身体の中には30〜40兆もの細胞があるといわれる。これらの細胞にはさまざまな種類があり、それぞれの細胞は別々の機能を果たし、大きさもさまざまである。


肉体は、30〜40兆の細胞によって構成されている。

その種類、機能、大きさなどはさまざまである。

細胞の約84％は赤血球であり、これらは極めて小さい細胞であり、直径は8ミクロンしかない。

それに対して、脂肪細胞は、全体の0・2％の割合しか占めていないが、直径0・1〜0・2ミリメートル程度の大きさがあり、それは見てわかるほどに目立っている。

当然ながら、これらの細胞は身体の設計図に当たるDNAを含んでおり、私たちはその半分を母から授かり、半分を父から授かっている。

そして、そのDNAは身体の形を決定づけて、人間になるのか、リスになるのか、松の木になるのか、キノコになるのかを決める。

また、人間であれば皮膚の色、背丈など、多くの特質を決めるものになる。

細胞に含まれるDNAは身体の形を決めるものであり、生き物の設計図といえる。

しかし、身体は、細胞だけでできているわけではない。

各細胞の中にはまったく別の生き物が生息している!!!

それは、「ミトコンドリア」という生き物だ。

赤血球の中にはないが、筋肉の1細胞には750～1000ものミトコンドリアが生息している。

肝臓の細胞になると、1細胞の中に、2000ものミトコンドリアが生きていることになる。全体の数は計算しにくいのだが、膨大な量であることに異論の余地はない。これらのミトコンドリアは、細胞のためにエネルギーを作り出すという大切な役割を果たしている。

そして、このミトコンドリアのDNAは、細胞のDNAとまったくの別物である！

なぜなら、このミトコンドリアは、父からのDNAは一切受け継いでおらず、母からのDNAだけを伝授されているからである。

通常の細胞とは別に、各細胞の中にはミトコンドリアという生き物が生息しており、身体が利用するエネルギーを作り出す役割を果たしている。

それだけではない、私たちの身体には、約200グラムものバクテリアがあり、これらはそれぞれはとても小さいものだが、38兆もいるといわれており、もともとある細胞の数（30〜40兆）を上回っている。

そして、このバクテリアは、それぞれ違うDNAを持っているのだが、私たちが父や母から授かったDNAとは、まったく別物であり、似てもいない。これらのバクテリアは、私たちが生きていくうえで必須のものであり、食べ物を消化させ、栄養の吸収を可能にし、また身体を病気から守るなどの役割を果たしてくれている。

細胞とミトコンドリア以外にも、身体には多くのバクテリアが生息しており、これらが消化などの機能に役立ち、生きていくうえで必要不可欠なものになっている。

したがって、人間の身体は単独の生物ではなく、100兆近くもの生物から構成される「ひとつの街、ひとつの国、あるいはひとつの小宇宙」と呼ぶべきだろう。

そして、これらの生き物のうちの3分の1は父と母から平等に授かり、3分の1を母からのみ授かり、残りの3分の1は父・母とは関係なく、あなたの身体の中で暮らしている。

このうちのどれがなくても、あなたは生きることができないのだ。

つまり、100兆もの生物が毎日あなたの身体に集い、あなたに人生という素晴らしい経験・体験を提供してくれている。まさに、「奇跡」と呼ぶべきではないだろうか？

世界の人口は約78億人といわれるが、1人の人間の体内に生きている生物は、その世界の人口の1万倍もいるのである！

ここで理解しておきたいのは、人間のような複雑な生き物は、大きなシステムであり、多くの生物の協力・共存・共生によって成り立っているということである。

あなたの身体は100兆にもなる生物の集合体であり、それらの生物の協力・共存・共生によって、あなたの生命は成り立っている！

ウイルスという奇妙な生物

このように、人間の身体に通常入っている細胞やバクテリア（これも小さい細胞である）は、それぞれ単独の生物であり、そのいずれもが、自らを複製し、子孫を残すことができる機能を備えている。つまり、人間の身体を構成する細胞の一つひとつが、独立した生き物であり、個々の命があり、それぞれが独立して生まれ、生きて、自分のコピーを残し、そして死んでいくのである。

身体を構成する一つひとつの細胞は、単独の生物であり、独立して生まれ、生きて、繁殖をし、そして、死んでいく。

しかし、ウイルスというものは、これらの細胞とはちょっとだけ違うものなのだ。

では、どういう点が違うのだろうか？

まず、大きさが違う。これまで見てきたように、人間の細胞は直径8ミクロン（赤血球）～2ミリメートル（膨らんだ脂肪細胞）程度の大きさである。

これに対して、バクテリアの大きさは人間の細胞の約10分の1に過ぎない。

さらに、ウイルスとなると、そのバクテリアの100分の1程度の大きさなのである。

ウイルスは、人間の細胞の1000分の1、バクテリアの100分の1の大きさしかない。

したがって、ウイルスは気づかれないまま、さまざまな経路により、私たちの身体に侵入することができるのである。

例えば、蚊など、血を吸う虫に刺されて伝染することもあれば、動物の糞を経由して侵入してくることもあり、またHIVのように性行為で感染するウイルスもある。空気中に浮遊し、その空気を吸うことで感染するウイルスもある。

また、今回の新型コロナウイルスのように、咳やクシャミの中に含まれる水滴（唾液）に入り込み、それを呼吸によって吸い込んだり、また、手に付着して、口・鼻・目に触るときに伝染するウイルスもある。

ウイルスは、虫に刺されること、動物の糞に入り食べ物に付着すること、性行為、または咳やクシャミの水滴（唾液）経由で私たちの身体に侵入する。

もうひとつの大きな違いは、ウイルスは細胞と違って、単独であり、自らを複製して自分の子孫を残すことができないということである。ウイルスが自分のコピーを残すためには、ホスト（感染者）の細胞の機能や新陳代謝能力を借りなければならないのだ。

つまり、ウイルスというものは、私たちの身体に入って、初めて複製し、その数を増やすことができるのだ。そして、ウイルスが私たちの細胞に入り、その機能をハイジャックすることを私たちは「感染」と呼んでいるというわけである。

ウイルスは、複製するために、細胞の機能や新陳代謝の能力を利用しなければならない。細胞に侵入する以外に子孫を残すことができない。その侵入を、「感染」と呼ぶ。

現在までに、５０００種類ものウイルスが発見されているが、そのなかで人間が感染するウイルスは、２２０種類程度しかない。

意外と少ないのは、上記したようにウイルスは、複製のための好環境を提供してくれる細胞のみに侵入するよう進化しているからである。そのため、人間が好環境になるウイルスもあれば、他の動物がより好環境になるウイルスもあるということだ。

＊Mark Woolhouse, Fiona Scott, Zoe Hudson, Richard Howey, and Margo Chase-Topping

人間が感染するウイルスは、現在約２２０種類確認できている。

ほとんどのウイルスは風邪程度!?

のちほど、また詳しく説明することにするが、この220種類の人間が感染するウイルスのほとんどは人の身体の中に入っても、軽い症状だけで済む。鼻水・鼻詰まり・喉の痛み・咳・軽い頭痛・軽い筋肉痛・クシャミ・微熱などを経験し、そして数日もすれば、その症状は治まる。つまり、いわゆる風邪なのだ。

実をいうと、風邪と呼ばれる病気というのは、単独の病気ではなく、200ものウイルスによって発生する症状の総称に過ぎない!

220ものウイルスが風邪の症状を発生させて、数日間で身体が回復する。

人間の身体は、ウイルスと戦うことができるように進化しており、ほとんどの場合、簡単にウイルスに打ち勝つことができる。

しかし、残りの20種類ほどのウイルスになると、問題が全然違ってくる。

肺炎にも発展していくインフルエンザ、A型・B型・C型・E型などの肝炎、ヘルペス、ロタウイルスやノロウイルス、風疹《ふうしん》、麻疹（はしか）、子宮頸癌の原因と呼ばれるヒトパピローマウイルス、狂犬病、HIV（エイズウイルス）、天然痘、エボラウイルスなど、多くの犠牲者を生み出すウイルスだ。

これらのウイルスは、なぜそんなに多くの犠牲者を生み出してしまうのか？

それは治療が困難だからである。

細菌（バクテリア）によって発生する病気は、抗生物質で完治できるが、ウイルスによって発生する病気になると、基本的に身体の免疫力（抗体など）だけに頼って闘病することになる。そして、ワクチンができない限り、医療が無力になってしまうことが多い。

＊HIV治療に利用される抗レトロウイルスの薬や、単純ヘルペスウイルス及び水痘・帯状疱疹ウイルスの繁殖を抑制するアシクロビル、及び肝炎などの治療に利用されるインターフェロン治療のように若干例外もある。なお、富士フイルム富山化学がCOVID-19の治療薬として、抗インフルエンザウイルス薬のファビピラビル「アビガン」について、すでに臨床実験を開始しており、中国でもこの薬を利用して、COVID-19の経過の改善に関する効果が報告されているので、ここにも期待したい。

細菌感染症は、抗生物質で治療できるが、ウイルスによる病気は、ほとんどの場合、身体の免疫力だけで闘病することになる。

なぜ新型が発生するのか

前述したように、5000種類も存在が確認されているウイルスのうち、人間が感染するのは、220種類程度である。

しかし、時と場合によって、他の動物にあって、人間にはないウイルスが、新たな進化を遂げる。そして、その種と種の間にある壁を飛び越えて、人間に感染してしまうことがあるのだ。

今回のSARS-CoV-2（新型コロナウイルス）はそのようにして、新しく人間に感染できるように進化したウイルスと思われる。

SARS-CoV-2は、もともと、コウモリによく見られるRaTG13というウイルスと96%ものDNAが重なっており、そこから進化したという仮説が有力である。

しかし、1100近いヌクレオチド（ヌクレオチド＝DNAの構成単位）の差異があるため、コウモリから一旦センザンコウ（南アジアから中国、台湾等に生息する動物）に移行し、そこでさらに進化を遂げてから人間が感染したという説もある。

このあたりについては、まだ未発表の研究であるため、現段階では、確実なことはいえないと考えている。

その1100近いヌクレオチドの差異によって、人工的に作られたウイルスだとは考えにくい。インターネットで横行する陰謀セオリーは無視していいだろう。

＊Shan-Lu Liu, Linda J. Saif, Susan R. Weiss, Lishan Su

いずれにしても、人間に感染できるように進化を遂げてから、武漢市にあった野生動物を扱う市場で、初めて他の動物から人間に移行・感染したと思われる。

これが人間が感染する新型ウイルスの始まりなのである。

免疫とは自他認識のことである

大学医学部に入学した医学部生が最初に出合う大切な概念のひとつは、「免疫とは、自他認識のことである」というものである。

地球上に存在する生物のすべてが「炭素（C）」という大切な物質によってできている。

そして、すべての生き物がこの炭素を奪い合っているともいえる。

地球上のすべての生物が炭素を奪い合っている。

あなたが深呼吸をして息を吸ったとしよう。

そのとき空気が肺に入り、そこからあなたは酸素を血液中に取り入れる。

この酸素は、化学式で書くと、「O^2」になる。

次にあなたは息を吐き出す。このときいったい何を吐き出すのだろうか？

それは、二酸化炭素。

化学式で表記すれば、「CO_2」になる。

不思議ではないか？

O_2（酸素）しか取り入れていないのに、呼吸のたびごとにCO_2（二酸化炭素）が身体の中から出ていくのだ。

私たちは、呼吸をするたびに、身体の一部を吐き出し、炭素を失う。

次に植物を見てみよう。

植物が空気を吸う。

そして、その空気の中からCO_2を取り入れる。

光合成により、C（炭素）とO_2の結合を切り、さらにCとH_2O（水）を結合させ、炭水化物を生成させ、O_2を空気中に戻す。

つまり、間接的ではあるが、すべての植物は、「人喰い植物」といえるのだ！

一方で、私たち人間は、呼吸によって失った炭素を取り戻すために、さまざまな動植物を食べる。

いわゆる食物連鎖である。

このように、すべての生き物が「炭素を奪い合っている」のである。

他の生物が私たち人間の炭素を奪おうとすることは驚くことではなく、ごく当たり前のことなのだ。ライオンやハイエナのように人間の身体を喜んで食べてしまうような生き物はいくらでもいる。また、蚊などの虫に実際に刺されたり食われたりした経験を持つ人は少なくないはずである。


植物でも、動物でも、昆虫でも私たちの身体の物質を奪おうとする。


それに対して、私たち人間は、外敵から自分の身体を守るために、さまざまな防衛対策を進化させてきた。

例えば、足を使って逃げることもできるし、また手を使って、外敵と戦うこともできる。

蚊が血を吸おうとすれば、叩いたり追い払ったりするだろうし、ライオンが接近したら急いで遠くまで逃げていくに違いない。

しかし、私たちの身体の物質を奪おうとするのは、何も、蚊やライオンなどのように目に見える外敵だけではない。

人間の身体の中から「食おう」とする敵もいるのだ。

それが、ウイルスや悪玉菌と呼ばれるバクテリア（細菌）なのである。

そして、それらの敵に対しても、私たちの身体は、やはり、戦う仕組みを発達させてきたというわけだ。それを、「免疫」と呼ぶ。


私たちは、ウイルスや細菌という体内の敵から身を守るために、免疫という防衛体制を進化させた。


私たちの「免疫システム」を構成する白血球、NK細胞、マクロファージ、抗体などは、血液中に入り込み、身体を巡回し、常にタンパク質の破片を探している。そして、それを見つけると、即刻DNA鑑定を行う。なんという素晴らしい機能なのだろう！

そこで、そのDNA鑑定の結果として、「自」と判断したものはそのまま放置し、「他」、つまり「侵略者」と判断したものについては、それを攻撃し、身体から除外していく。

これが、ウイルスやバクテリアなどとの「闘病」の仕組みである。

身体の大切な機能である免疫システムが、身体に入ってくるものに対してDNA鑑定を行い、「他」、つまり「侵略者」だと判断した場合、それを攻撃し、身体から排除していく。

これが「闘病」の仕組みである。

これで、私たちはウイルスに感染したとき、ほとんどの場合、身体の免疫システムが難なく、そのウイルスをやっつけて、すぐに健康な状態を取り戻すというわけだ。

しかし、免疫が負けてしまい、そのウイルスなどの活動を止めることができないときがある。

なぜだろうか?

人間の免疫は完璧であってはならない!?

私たち人間は、どこをスタートと考えるかによっても変わってくるが、約600万年の歳月をかけて進化を遂げてきたといわれている。それほどの時間をかけているにもかかわらず、なぜ人間の免疫システムは、ウイルスや細菌から身体を完璧に守ることができないのだろうか?

＊Smithsonian National Museum of Natural History

ここで、人間が生きるうえで、維持しなければならない微妙で、デリケートなバランスを考えてみていただきたい。

例えば、外気温を見てみると、地球は0℃以下になってしまえば、水はすべて凍ってしまい、氷となり、私たちは生存できなくなる。また外気温が100℃を超えれば、水はすべて沸騰してしまうので、やはり私たち人間は淘汰されることになる。

では、空気の中の酸素濃度はどうだろうか?

通常の酸素濃度は、20・95%で、空気のほとんど（78・09%）が窒素である。二酸化炭素は、たったの0・04%に過ぎない。この酸素濃度がこれ以上落ちてしまえば、私たちは窒息することになり、また二酸化炭素の濃度が少しでも高まれば、気候の変動が起こり、社会の存続が危ういことになる。

実はそれと同じように、免疫システムもとても微妙で、デリケートなバランスを維持しようとしている。強すぎず、弱すぎず、ちょうどいいレベルを保とうとしている。

それは、なぜだろうか？　強いだけではダメなのだろうか？

それは、人間には生存するために、即排除せずに「他」を取り入れなければならない場面があるからである。

「他」を体内に迎え入れなければならない場面というのは、どういうときだろうか？

それは、主に2つある。

ひとつは食事をするとき。

食べ物を摂取するとき、身体の免疫システムが「他」と判断し、即排除に成功してしまったら、栄養を得ることができず、私たち人間は死んでしまうのである。

もうひとつはセックスをするとき。

女性の身体は、侵入しようとする男性の精子を攻撃するだろうか？

もちろん攻撃をする！

男性の精子のかなりの部分は女性の免疫によって殺される。

女性の免疫が弱すぎると、他のさまざまなウイルスなどを退治することができないからだ。

しかし、女性の免疫が強すぎると、侵入しようとする男性の精子がすべて殺されてしまい、次の世代を儲けることができない。そこでほんの一部の精子だけを女性の身体は受け入れるのだ。

＊進化論物理学者ロビン・ベイカー

そんなデリケートなバランスのうえに私たちは生きているのである。

食事が摂れて、また性行為により次の世代を儲けることができるように、免疫は、その場合に限り、攻撃と排除の機能を弱めている。

もうひとつの理由は、ウイルスなどの敵も進化しているということだ！

ウイルスや細菌などは、かなり速いペースで進化を遂げており、新しいウイルスが出てくると、私たちの持っている免疫ではそれに対応できないことも出てくる。

今回の「新型コロナウイルス」もそういう類《たぐい》のものだ。

新しいからこそ、私たちの免疫はまだ対策を講じることができないでいる。

私たちの身体は、ウイルスに侵略されて、闘病するプロセスのなかで、免疫が新たな進化を遂げ、新型のウイルス専用の「抗体」を作り出すのである！

やがて「免疫」ができると、次のときには同じ病気に罹らなくなるという仕組みである。


ウイルスやバクテリアも常に進化しており、私たちの免疫では対抗できない形のものが現れることがある。身体がそれと戦うなかで、免疫力をつけていく。

効く薬はあるのか？

先ほども述べた通り、ウイルス感染の場合、基本的に身体の免疫機能だけが頼りになる。

しかし、近年になって、ウイルスに対しても対策がいくつか考えられるようになってきている。

それらをちょっとだけ洗い出してみよう。

1 ワクチン

まずは、ワクチンの開発がある。ワクチンは、感染そのものを防ぐための処置である。基本的な仕組みとしては、身体に感染していると思わせて、そのウイルスに対抗する抗体を身体自身に作らせる。するとそのウイルスが侵入してきたとき、免疫が簡単に対処して、病気にならなくて済む。これは何らかの方法で、弱めたウイルスまたは殺されたウイルスを直接体内に注入し、免疫を引き起こす仕組みである。そして、今回の新型コロナウイルスに対するワクチンの提供は、2021年以降でさらに期待されることになる。

2 抗ウイルス剤

次は、感染したあとで直接ウイルスに対抗する薬の開発である。

SARSとMERSが発生したとき、コロナウイルスのRNAなどの大切なタンパク質を攻撃する薬のいくつかが研究されたが、製造までに至らなかった。それは、市場性が大きく見込めなかったからである。

だが今回は、それらの臨床実験が大きく望まれている。

3 病気の経過改善

もうひとつは、ウイルス感染を予防するものでもなく、直接ウイルスを殺すわけでもないが、そのウイルスによって発症する病気の経過を改善する薬を作ることである。

例えば、新型コロナウイルスによる死亡者のほとんどは、病気が肺炎にまで発展し、その肺炎の合併症で亡くなるケースが多い。となれば、肺炎の経過改善に役立つ広域抗生物質などの開発が望まれる。

こういう観点から見ると、フランスの地中海感染症大学病院研究所（IHU-Méditerranée

Infection）がすでにInternational Journal of Antimicrobial Agentrs誌に研究の論文発表を行い、抗生物質のアジスロマイシンと抗マラリア剤のヒドロキシクロロキンの組み合わせを新型コロナウイルスの治療に利用し、効果を示していると述べている。

しかし、これらの薬を本当に治療薬として利用するかについての結論を出すのは、まだ早いだろう。この研究への注目度合いが高く、トランプ大統領もツイッターで、「アジスロマイシンとヒドロキシクロロキンの組み合わせが医学の歴史を塗り替える可能性が高い」と国民に希望を伝えている。

しかし、結論からいえば、ワクチンの開発、抗ウイルス剤、その他の治療薬のそれぞれについては、期待できる研究が進んでいるとはいえ、現在大きく役立つ薬はできていない。

研究開発に期待しているが、現在、効く薬はない。

今回のウイルスは季節性のものになるのか？

インフルエンザのウイルスは、高い気温と高い湿度に弱いということはよく知られている。だから、暖かい時期になると、収束し、寒くなるとまた多発する。

ピーター・パレーゼ博士は、「モルモットの実験では、5℃の温度と、35％の湿度の環境において、他のモルモットにインフルエンザを伝染させる率は100％であるのに対して、80％の湿度にすると、伝染率が50％に下がる」という実験結果を発表している。

さらに、同博士は、「20℃の気温にすると、35％の湿度の場合の伝染率は100％で変わらないが湿度を80％にすると、伝染率は0％に下がる」とも言っている。

また、1960年代の研究発表によると、「6℃の温度で低湿度の環境では、インフルエンザのウイルスは23時間も生存できるのに対して、32℃の温度で、高湿度にすると、そのウイルスは1時間で死に始める」と言われている。

＊ハーバード大学SITN

この2つの研究を見る限り、インフルエンザのウイルスは、「体外に出ると、高温・高湿度の環境においては生存し続ける時間は短くなり、その結果、感染が広がる確率が下がる」というセオリーになる。

インフルエンザのウイルスは、高温と高湿度（夏の天候）に弱いため、季節性を持つ。冬になると流行《はや》り、春を越すと自然に減っていく。

今回の新型コロナウイルスは同じ経緯を辿るだろうか？

そう思わせるデータもある。

メリーランド大学医学部の研究（未出版）によると、新型コロナウイルスが最も早く広がっている国は、5〜11℃の気温、50〜80％の湿度があるという。

また、ジュピター社（Jupiter）のデータによると、1日50％以上の患者数増加を記録している中国以外の国のすべてが、1日の最高気温が20℃以下であり、0〜20％の低い広がりの率を示している18ヵ国のうち14ヵ国においては、1日の最高気温が20℃を超えているという。

しかし、この温度と湿度の関係について、結論を出すにはまだ早いというべきだろう。伝染のスピードは、多くの要因に影響されており、これから高温の夏になるから大丈夫と安心していられるわけではない。

新型コロナウイルスは、インフルエンザと同じ季節性を持つ可能性は十分にあるが、データが不足しているため、まだ断定はできない。

インフルエンザが季節性になる理由について、他に2つの説がある。ひとつは、冬になると、外出することが少なくなるため、ビタミンD（太陽光が皮膚に当たるとき皮膚の中に分泌される大切なホルモン）やメラトニン（目に光が当たるときに分泌される、睡眠を調整する大切なホルモン）の分泌が損なわれ、免疫が弱り、インフルエンザのウイルスに負けてしまうという説。

もうひとつは、冬になると、室内にいることが多く、他人と密に接する時間が多くなる。そこでウイルスに感染している同室の1人が咳やクシャミをすると、その空気が風などで散乱しないため、高濃度でウイルスの入っている水滴を室内にいる他の人が吸い込んでしまう。そんな感染しやすい環境であるという説。

インフルエンザなどが冬に集中する季節性の理由として、室内に閉じこもることによる免疫低下、また室内で近距離で他人と接することで発生している可能性が考えられる。

いずれも、新型ウイルスの場合、先に示したのと同じ原因と結果の関係になるはずだから、季節性の可能性に希望を持つ材料は十分にあると思われる。

パンデミックという言葉には特に意味はない

ここで、最初の誤解を解いておこう。

「パンデミック」という言葉を聞いて、凄く怖いというイメージを持つ人は多いだろう。

しかし実は専門家の間でも、パンデミックという言葉の定義や基準は、特には定まっていないのだ。

パンデミックという言葉は、ギリシャ語のPan（＝すべて）と、ギリシャ語のDemos（＝人々が合わさったもの）を語源に発生し、「病気が広範囲にわたり流行する」という意味で使われるようになった。

現在では、「広範に発生する病気」という意味で使われることが多い。

そういう意味では、毎年発生するインフルエンザも、心臓病も、癌も、糖尿病も、高血圧もパンデミックといえる。

パンデミックとは、広範に広がる病気。
インフルエンザも、心臓病も、癌も、糖尿病も、高血圧もパンデミックなのである。

だから、私たちはそういう言葉に翻弄《ほんろう》されることなく、今回のウイルスを正しく理解し、この状況における正しい対処の仕方・予防法を実践しなければならないのである。

パンデミックの終わり方

パンデミックはどうやって終焉《しゅうえん》するのだろうか？
この新型コロナウイルスは、今後どうなっていくのだろう？
これは誰もが今、切実に知りたいことだろう。
伝染病の世界的流行の収まり方は、いくつかの形があることがわかっている。

1 患者の隔離政策がうまくいく

1つ目は、患者を隔離するなどして、感染が広がらなくすることである。
これはもちろん理想の形ではあるが、今回の新型コロナウイルスの広がり方を見ると、それは期待薄といわざるを得ない。

隔離政策だけで、新型コロナウイルスの流行が収まるとは考えにくい。

2 ワクチンの開発により、予防が可能に

2つ目は、ワクチンなどが開発され、予防できるようになることである。

現在、新型コロナウイルスのワクチンの開発に向けた臨床試験はすでに開始されている。例えば、アメリカのアイノビオ・ファーマスーティカル（Inovio Pharmaceuticals Inc.）が「INO‐4800」というワクチンを開発し、2020年4月から人体における実験を開始する予定だという。

実は、このINO‐4800というワクチンは、新型コロナウイルスのゲノム（DNAの中身）が発見された3時間後には開発が終わったといわれている。これは現代科学の凄さを物語るスピードというべきであろう。

そしてこの会社では、2020年の年末までに、緊急対策用に、またさらなる人体実験用に100万人分のワクチンが製造できるという。

またそれ以外にも、他社でも、20近くもの違うワクチンの開発が行われていると報道されている。

WHOの緊急対策プログラムのマリア・ファン・ケルクホーフェ氏によると、以前のSARS（重症急性呼吸器症候群）やMERS（中東呼吸器症候群）の研究が、今回の新型

コロナウイルスのワクチン研究を加速させているという。

そういう背景もあって、2020年3月16日に最初のワクチンの人体における試験が始まったと、アメリカ国立衛生研究所（NIH）の下にあるアメリカ国立アレルギー・感染症研究所が発表している。

このワクチンは、モデルナ社（Moderna）が開発したmRNA3というワクチンである。第一段階の試験は、米ワシントン州シアトルのカイザー・パーマネンテ・ワシントンヘルスリサーチインスティチュート（Kaiser Permanente Washington Health Research Institute＝KPWHRI）で実施されたのだが、この試験は「このワクチンは安全で、新型コロナウイルスに対しての効果がある」ことを確認する目的で行われている。

しかし、やはり一般向けにワクチンが提供されるのは、12～18ヵ月先になるだろう。

＊Inovio Pharmaceuticals社、Dr. Anthony Fauci, director of the National Institute of Allergy and Infectious Diseases、WHO、Kaiser Permanente Washington Health Research Institute（KPWHRI）

新型コロナウイルスのワクチンの一般向けの大量生産は、2021年の夏頃～年末になる可能性が高い。

ワクチンが提供されるまでの間に、このウイルスはどこまで広がってしまうのだろうか？

その答えは、本書の提言に従う人がどれほどいるかということにかかっているだろう。

本書は、新型コロナウイルスの感染率を下げる方法、及び感染者の死亡率を下げる方法を提案するものである。

3 みんなが罹ってしまい、免疫ができる

3つ目は、すべての人が罹って、すべての人に免疫ができるということである。そうなれば罹る人がいなくなるので、その流行は終わってしまう。

そして最終的には、インフルエンザのように、流行が私たちの生活の一部となり、毎年ある程度の方々が罹り、ある程度の方々が犠牲者になるというパターンである。

パンデミックの収束は、患者の隔離、ワクチンの開発、免疫を持っている人の人口に占める割合の上昇、または感染しないためのさまざまな努力によってもたらされる。

結局、このパンデミックというものは、いつ収束するのか？

ここでハーバード大学の疫学者のマーク・リプシッチ氏が、かなり不安を起こさせるような予測を出している。

「最終的に今回のウイルスは完全に封じ込めることができない結果になると思う。おそらく次の1年以内に、COVID-19という病気を発生させるウイルス（SARS-CoV-2）に、世界の人口の40～70％が感染するだろう」

と言っているのだ。

そして、彼だけでなく多くの学者が「今までの風邪とインフルエンザの季節が、『風邪、インフルエンザ及びCOVID-19』の季節に変わる可能性が大きい」と言っている。

＊The Atlantic

また、ドイツ連邦共和国のアンゲラ・メルケル首相は、「国民の60～70％が新型コロナウイルスに感染する可能性が高い」と記者会見で述べている。

ニューヨーク州知事のアンドリュー・クオモ氏もやはり、40～80％の住民はこのパンデミックの途中で新型コロナウイルスに感染する恐れがあるという。

伝染病の専門家ポール・オフィット氏によると、「武漢市の発生源数の減少は、すでに人口の大半が感染して、免疫ができたので起きている現象の可能性が高い」と述べている。

現時点では、今回のCOVID-19が人口の大半に感染する確率が高いと思われる。

このように「自然に感染させるべき相手がいなくなり、自然収束の道を辿ることになる」と予測する人がいるわけだが、そうであれば、自然収束するまでにどれほどの犠牲者が出ることだろう。

右記の終焉の仕方をすべて要約すると、それは、1人の感染者から、さらに伝染する人数が1人以下に抑えることができたときなのだ（現在は、1人のCOVID-19感染者が2・3〜2・5人にCOVID-19を伝染させていると推定される）。

そして、この伝染する率を引き下げる方法は、一般的にいえば2つある。

ひとつは、本書で述べるように、伝染しないように、正しい対策を打つことである。

もうひとつは、多くの人々がその病気に罹り、抗体を作り、免疫を持つようになること。またはワクチンの開発により、患者に接しても罹らなくなることだ。

感染を防ぐようにするか、
みんなが罹ってしまい自然に免疫ができるか、
2つに1つである。

結局、いつまで続くのか?

それでは、このパンデミックは、いつまで続くのか?

これが、いちばん気になることには違いない。

中国では、初の患者発生から発生件数のピークに達するまで、約2ヵ月かかった。

韓国では、発生件数のピークは最初の患者発生から約2週間後だった。

しかし、アメリカなどでは、対応が遅れたので、ピークを迎えるまでには、もっと長い期間を要する可能性が高いと見られている。

トランプ大統領は、すでに記者会見で、「2020年8月まで延びる可能性がある」と発言している。

十分に事態を認識し、必要な手を早く打てば早く収束し、そうでなければ長引く。
結局、この結論に尽きるだろう。

中国では2ヵ月、韓国では2週間ほどでピークを迎えた。
しかし、他の国では、何ヵ月も続く可能性がある。

また、現在の経過をみる限り、結局のところ、人口のかなりの割合の人たちが罹ってしまい、免疫ができて、それで収束に向かうという可能性は十分にある。

■中国の感染者数の推移

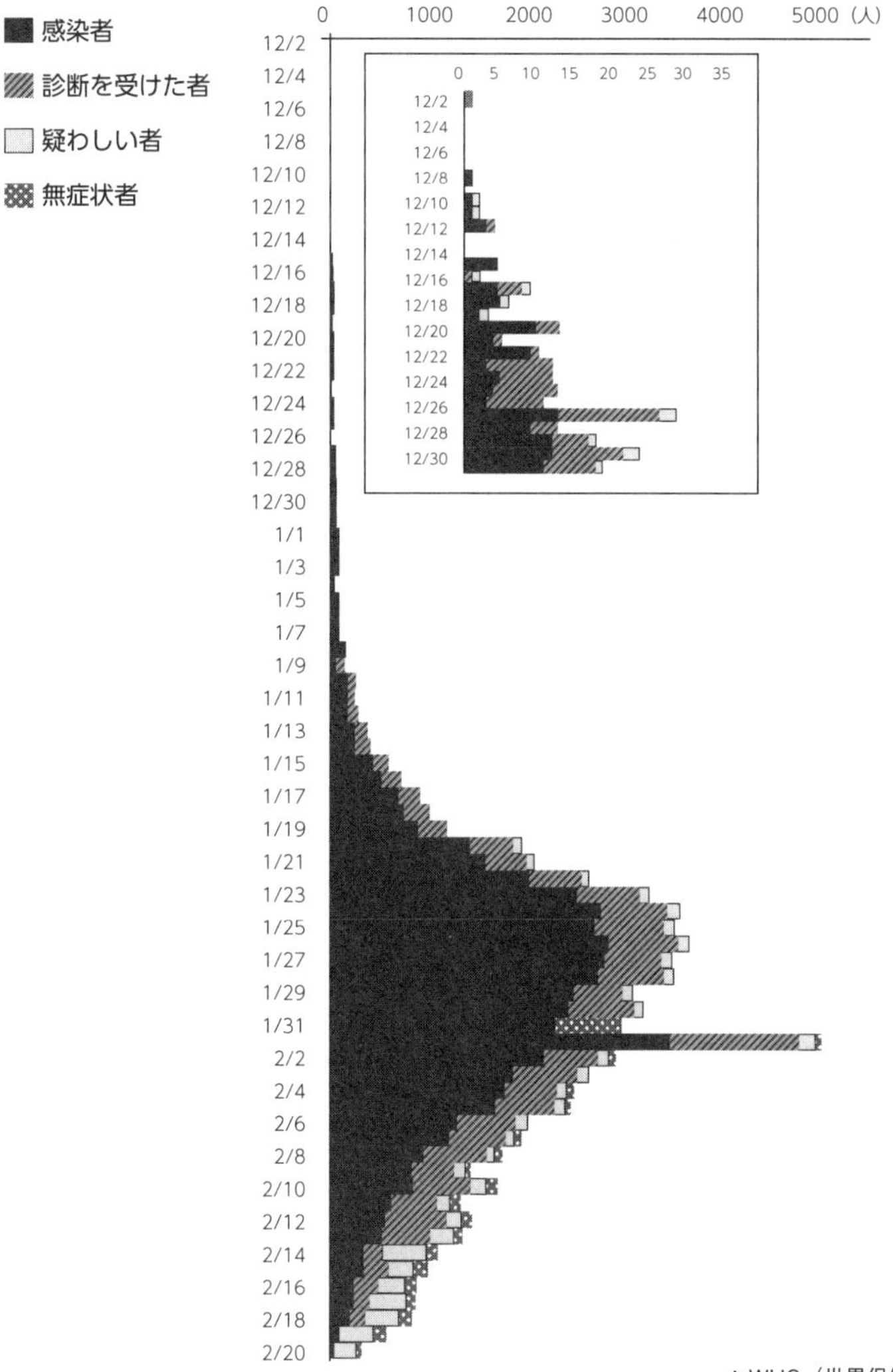

＊WHO（世界保健機関）

第2章

新型コロナウイルスの何が怖いのか？

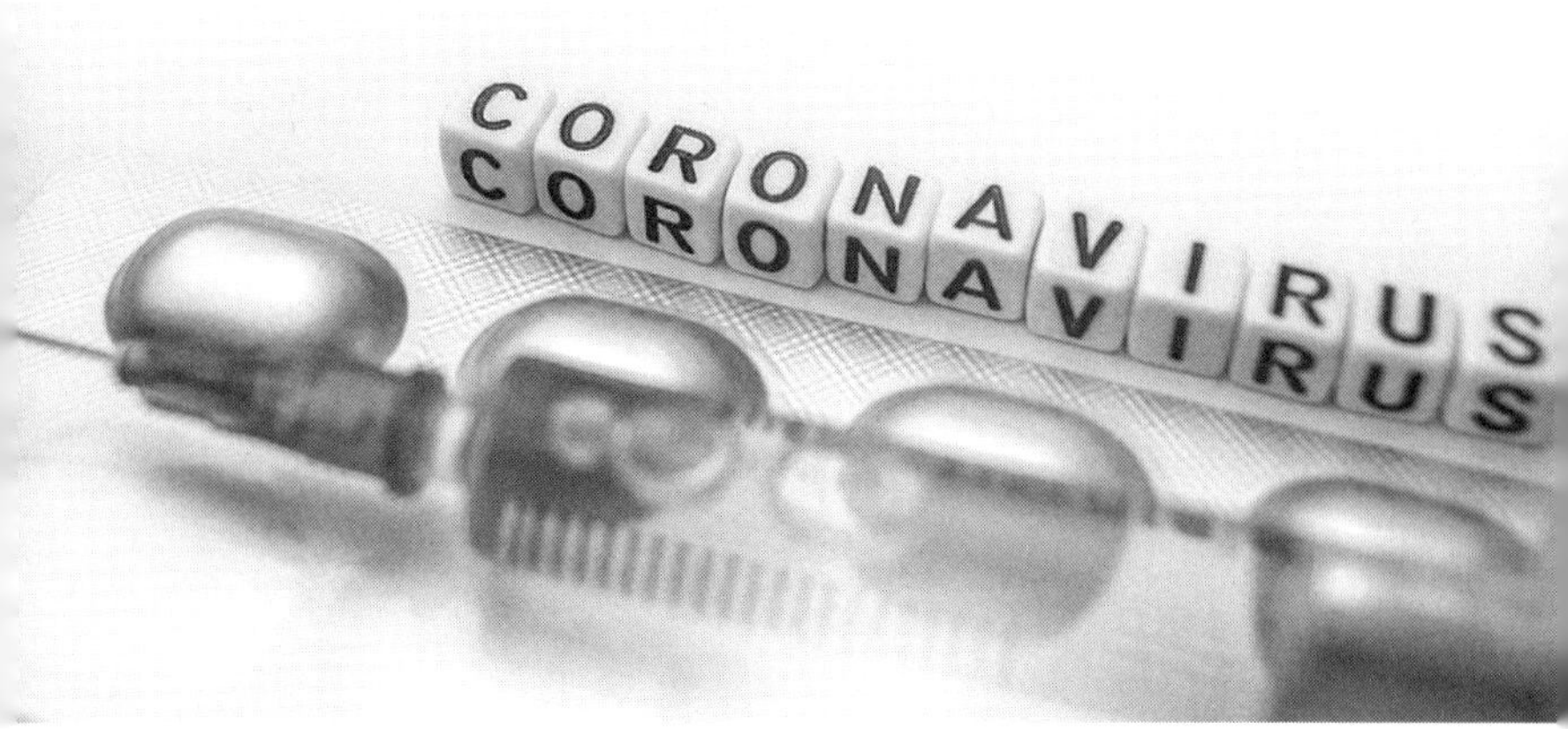

©Little Ivan ／ BIGSTOCK

インフルエンザ程度？　それとも、もっと悪いのか？

科学者としてデータを見るときは、注意深く見る必要がある。

そうでなければ、数字だけに目がいき、その数字が何を語っているのかが見えなくなってしまう危険性があるからだ。

そういう目で見たとき、本当に測定すべきものが測定できているのだろうか？

あるいは、今回のデータを正しく解釈するために、もっと必要なデータはないのだろうか？

今回の新型コロナウイルスも例外ではない。

それに関するデータを注意深く見ていなければ、多くの勘違いや判断ミスが発生する。


データを短絡的に見ると、勘違いが生じる。

中国政府が2020年1月に、この新型コロナウイルスによる死亡率は、14～16％だと発表したとき（WHOは1月の最初の10日間の患者の死亡率を17・3％と報告している）、世界の医療関係者に衝撃を与えた。

それは、SARSの10％を大きく上回る数字であり、MERS（中東呼吸器症候群）の40％近い数字にはとても及ばないものとはいえ、かなり危険な病気だといわざるを得ないからである。

これ以降にWHO（世界保健機関）の発表したCOVID-19の3・4％などの死亡率の数字は、この1月の武漢市の死亡者を組み入れている数字である。

これで正しい数字（データ）といえるだろうか？

2月24日の記者会見で、中国の公衆衛生当局のリアン・ワンイアン氏が、「COVID-19の死亡率はかなり高く、3～4％の患者が死亡している」と発表した。これが世界に大きく報道され、衝撃を与えたわけである。

しかし、彼がこの発表のあとに付け加えたコメントは、あまり報道されていない。

それは、「武漢市以外で、中国における死亡率は、0・7％であった」ということだ！

つまり、武漢市のある湖北省の患者を全部除けば、死亡率は、0・4％に下がる結果になる！！！

中国において、武漢市を除く地域の死亡率は0・7%、湖北省を除く死亡率は0・4%に過ぎない！

なぜ、地域によって、こんなに死亡率が違うのだろうか？

私たちは、このデータをどう読み解くべきだろうか？

この死亡率の差が生まれる理由はいくつか考えられる。

1つは、今回のウイルスとそれに伴う病気は、武漢市からスタートしているが、発生当初は、この病気の性質が理解されておらず、治療方法も確立されていなかったということ。

2つ目は、最初のうちはかなり院内感染の割合が高かった。そもそも発病した方々は持病があり、身体がかなり弱っており、死亡リスクの極めて高い方々であったということ。

3つ目は、病気が広がらないための対策が取れておらず、かなりの人数が同時に発病したため、病院のキャパシティを超え、医療システムがパンクして、ほとんど治療ができなかったということ。

仮設の病院もなく、治療もされず、患者は1日に2回体温を計るだけで、トイレは野外だったという現場の様子も報道されている。

寒さの厳しい冬に高齢の患者が野外のトイレの利用を強《し》いられる状況のなかでは、新型コロナウイルスでなくても、肺炎が発病するのは当然ではないか!?

この見方を裏付ける報告がある。

CCDC（中国疾病予防管理センター）の情報によると、中国当局が武漢市の責任者を入れ替え、真剣な対策を講じて以降、2月1日～11日の間に発病している患者の死亡率はたったの0・8％に下がっている。

これは、最初の発表の14～16％の死亡率の数字と2桁も違う数字である！

武漢市の高い死亡率は、1月上旬に発病したときは17％前後、2月上旬に発病したときはそれ以外の中国の地方とほぼ同じ0・8％に下がっている。

これは、治療方法の確立や病院の環境改善が行われたことによるものと思われる。

インフルエンザの死亡率は、種類や発生地域、医療へのアクセス等により異なるが、0・1～2・8％の間だといわれる。新型コロナウイルスによる死亡率が0・8％になると、軽いインフルエンザよりも危険ではあるが、それでもSARSやMERSとは比較にならないくらい低い死亡率である。

また、湖北省以外の地域の数字を見ると死亡率はその半分以下の0・4％になり、韓国では0・57％の死亡率との報告もある。

COVID-19は、SARSやMERSの死亡率を大きく下回っている。

死亡率が間違って報道されるいちばんの理由

さらに考えなければならないことがある。

それは、これらのデータは「新型コロナウイルスと診断された患者のなかで亡くなった人たちのデータ」であるということだ。

死亡率の発表は、診断された患者のみで行われ、診断されないまま治った患者を無視した数字になっている！

これから述べることは、この新型コロナウイルスの「パンデミック」を理解するうえで、非常に大事な話なので、注意深く読んでいただきたい。

この新型コロナウイルスは、高齢の方や持病のある方々にとっては、深刻な病気であることは間違いないが、多くの方々にとっては、症状すら出ないかかなり軽い病気であるということだ。

あまりにも大事なことだから、もう一度言おう。

新型コロナウイルスは、ほとんどの方々にとっては、症状が発生しない、または、軽い風邪程度の症状しか発生しない。

したがって、病院に行くことも、検査を受けることもないのだ。

中国のCCDC（中国疾病予防管理センター）が詳しいデータをリリース（2020年2月11日現在）したのだが、COVID-19の診断を受けた7万2314人のうち、80・9％は軽い症状のみで済んだという。13・8％が重症であり、4・7％が集中治療を必要とした。つまり、症状を訴え、病院で診断を受けている者でも、ほとんどが軽い症状で終わっているのである。

疫学の専門家である北海道大学の西浦博教授によると、新型コロナウイルスと診断されていない件数は、診断されている件数の10倍はあるはずだという。そうであれば、やはり今まで発表されている死亡率は実情よりも10倍も高く報道されていることになってしまう。

渋谷健司教授（東京大学、ハーバード大学などを経て、WHOの健康政策のトップを務めた経験もある）は、「結局は、大半の人にとっては、COVID-19は軽い風邪程度に過ぎない。最も恐るべきものは、このウイルスそのものではなく、それに対して起きているパニックなのである」と言っている。

また、新型コロナウイルスについて、伝染病の専門家ポール・オフィット氏は、CNNのインタビューで、「80％の患者が、症状はまったくない、または極めて軽い症状しか発生しない」と述べている。

また氏は、「今回のウイルスが死に至る確率が凄く高いというのは、間違った認識である。このウイルスを理解すればするほど、死亡率が低く見える」とも言っている。

イギリス政府の首席国家科学顧問のトップを務めるパトリック・バランス氏によると、イギリスでは確認済みの感染者数が約590人。これをもとに実際の総数を算出すると、5000～1万人の感染者がいると考えるべきであろうと述べている（2020年3月12日現在）。

ほとんどの人にとって、新型コロナウイルスの感染は、症状すら発生させない、または軽い風邪程度の症状しか発生させないため、診断される患者は、感染者のほんの一部に過ぎない。

症状すら発生しない人たち、症状が軽く未診断の患者などの数が把握されるに連れて、最初は死亡率が3％程度と思われていたのが、2％になり、さらに1・5％に下がっている。正確な検査キットが行き渡れば、さらにこの数字は下がってくるはずである。

多くの人は、今回のウイルスはユニークで、死亡率はかなり高い独特なものであると勘違いしているが、それはまったく事実と異なるのだ。

西浦教授やバランス氏の数字を取らなくても、オフィット氏の言う「80％の患者が症状はまったくない」ということだけでも、死亡率は発表されている数字を大きく下回ることになろう。

つまり、2月1日以降の中国での症状発生者で、COVID-19と診断された人の0・8％の死亡率、また、湖北省を除く中国でCOVID-19と診断された方々の0・4％の死亡率を取り、診断されていない80％の人たちを組み入れると、死亡率は、0・08％〜0・16％となる。インフルエンザ程度の死亡率に過ぎないのである！

アメリカのワシントン・ポスト紙の報道によると、「アメリカの健康当局が連邦議会に報告をし、新型コロナウイルスのアメリカにおける死亡率は、0・1〜1％の範囲内に収まる可能性が高い」と述べた。そうであれば、やはり死亡率の少し高いときのインフルエンザ程度に過ぎないことになる。

なお、『New England Journal of Medicine（NEJM）』という医学会の金字塔に当たる専門誌の記事では、アメリカ国立アレルギー・感染症研究所の所長アンソニー・ファウチ氏が、「COVID-19の本当の死亡率は、1％を大きく下回る可能性があり、最終的に0・1％の死亡率を示す季節性のインフルエンザに近いかもしれない。9〜10％の死亡率を示すSARSや36％の死亡率を示すMERSと比較すべくもない」と述べている。

COVID-19の本当の死亡率は、結局、インフルエンザの死亡率に近いと推定される。

もちろん、データがさらに集まるに連れて、この見解をアップデートする必要がでる可能性はあるが、現時点で、このCOVID-19はインフルエンザよりも危険な病気であると断定する科学的データはないといわざるを得ない。

本当の死亡率は？

スタンフォード大学の医学部の疫学及び統計学の教授であるジョン・P・A・ヨアニディス氏が、アメリカの保健医療のニュースサイト『StatNews』に投稿し、とても面白い指摘をしている。

「未確認の患者の数を把握できないため、WHO（世界保健機関）が発表する3・4%の死亡率などは、まったくもって無意味な数字である」。

同氏によれば、人口全体が実際にCOVID-19の検査を受けた唯一の事例は、日本で検疫の措置を受けたダイヤモンド・プリンセス号の乗客であった。乗客で、COVID-19の陽性と確認された患者の死亡率は1%であった。しかし、乗客のほとんどが高齢者だったということであり、高齢者の死亡率は、他よりもかなり高いため、そのままに受け入れられる数字ではない。

アメリカの人口曲線にこのデータを重ねてみると、感染者の死亡率は、0・125%と推定すべきだろう。しかし、やはり、データの母数が少ないため、実際の死亡率は、0・025〜0・625%の間になる。

実際の死亡率は、0・125%と推定される！

また、この船の乗客が一般の人々と比較して、生活習慣病の発生率が違う可能性もあり得る。そうするとこれもまた死亡率に影響を与えるため、結局のところ、アメリカの一般の人々の死亡率は、0・05〜1%の間だろう。データ不足の中での判断にはなるが、こうした死亡率程度で、COVID-19の死亡者数が、「インフルエンザ等の病気」というくくられ方をして、まったく騒ぐほどのものでもないという可能性がある。

＊StatNews,John P.A. Ioannidis 教授

結局、新型コロナウイルスで死ぬのは、どういう人たちか？

アメリカの公衆衛生局長官ジェローム・アダムス氏の話によると、「新型コロナウイルスで死亡する患者の平均年齢は80歳以上。子供や若者では、新型コロナウイルスで死亡する確率よりも、インフルエンザで死亡する確率のほうが高い」という。

ここから、さらに詳しいデータを検証してみることにしよう。

これから示すデータは、WHO（世界保健機関）及び中国のCCDC（中国疾病予防管理センター）が2020年2月17日に発表したものである。

これを読むうえで注目すべき点は、ここには同年1月中に症状の発生した方々のデータや武漢市の患者のデータが含まれていること。また診断されていない患者のデータが入っていないため、死亡率をかなり高く見せるものになっていることである。

そこで、どういう方々がこの新型コロナウイルスに罹ると危険なのかを見ていこう。

まず、年齢別の死亡率は次のようになっている。

次ページの表は、COVID-19が発病した場合の死ぬ確率を表したものである。

■ COVID-19で発病した場合の死亡率

《年齢別》

年齢	死亡率（死亡者数 / 発病者数）
80歳以上	14.8%
70～79歳	8.0%
60～69歳	3.6%
50～59歳	1.3%
40～49歳	0.4%
30～39歳	0.2%
20～29歳	0.2%
10～19歳	0.2%
0～9歳	0%

年齢が上になればなるほど死亡率は高く、若者の死亡率は極めて低い。

《症例（持病）別》

持病	死亡率（死亡者数 / 発病者数）
循環器系疾患・心臓病	10.5%
糖尿病	7.3%
慢性呼吸器疾患	6.3%
高血圧	6.0%
癌	5.6%
持病なし	0.9%

持病のある方はすでに免疫や闘病能力が弱っており、
その方々がCOVID-19を発病し、またその合併症として肺炎になる場合、
死亡率は著しく高まる。

＊WHO（世界保健機関）及び中国CCDC（中国疾病予防管理センター）2020年2月17日発表データ

右記の表を見れば一目瞭然《いちもくりょうぜん》だが、新型コロナウイルスは、高齢の方や重い生活習慣病を患っている患者にとっては深刻な問題ではあるが、それ以外の方にとっては、まず死に至らない病気だということである。

つまり、病気を患い、死の崖っぷちにいる方々にとっては、たとえCOVID-19が軽い病気であったとしても、大きな危険性を持つことになるのだ！

最も死亡者が多いイタリアから学ぶべきものは何か？

現在（2020年4月9日）まで、COVID-19の最も深刻な影響を受けているのは、イタリアである。

1万7669人の死亡が確認され、北部のロンバルディア地方では、外出禁止令を市民に守らせるために、軍隊まで出動させている。

しかし、イタリアのデータ（2020年3月17日現在）も、結局は中国と同じ事実を語っている。

イタリアの国立衛生研究所によれば、COVID-19で、イタリアで亡くなった方の平均年齢は80・5歳であった。死亡者の86%が70歳以上であり、60〜69歳までが10%を占めており、60歳未満の死亡者は全体の4%未満に過ぎない。

そして、感染者の平均年齢は63歳である。また、死亡者の70%が男性で、中国と同じように喫煙率が大きく影響していると思われる（イタリアでは、男性の喫煙率が女性の喫煙率を45%も上回る）。

やはり、タバコを吸っていると、呼吸器系の病気に対する抵抗力が著しく損なわれる。

さらにイタリアの政府の調査によると、死亡された方々のほとんどが、新型コロナウイルスに感染する前から、2〜3の持病を患《わずら》っており、そのうちでも最も多いのは、高血圧、心臓病、糖尿病などであった。

一方、病院で治療を受けている患者の70%以上が回復しているという。

結局、持病をのある高齢者がCOVID-19に罹ると、闘病がうまくできず、肺炎などに発展し、亡くなるという結論が強く裏付けられるものになっている。

死の崖っぷちまで行き、そこで、COVID-19のような軽い病気でも、感染すれば、背中を押されてしまい、命取りになるというわけである。

イタリアの死亡率の高さは、「複数の持病の合併者と高齢者によるもの」といわざるを得ない。

しかし、これらの情報に過剰反応をして、社会や経済の活動をすべてシャットダウンすべきだと叫ぶことは正しいかどうか。これには大きな疑問を抱かざるを得ないし、冷静な目でこうしたデータをいま一度見直すように呼びかけなければならない。

医療関係者は、なぜ心配するのか？

実際の死亡率は毎年発生するインフルエンザ程度しかない病気なのに、なぜ医療関係者はこれほどまでに心配するのか？

「そのまま放っておいても、それほど心配することではないのではないか」と考える人が少なくないはずである。

メディアがセンセーショナルに騒ぎすぎているのではないか？

アメリカでは民主党が、新型コロナウイルスへの対応に問題があるということで、トランプ政権を悪く見せて、次の大統領選挙でトランプ氏を落とすための陰謀ではないか？製薬会社が新型コロナウイルスワクチンを作り、国民に強制的に注射させることで大きな利益を上げようとする工作ではないのか？

現状の報道や各国政府の対応を見ていくと、こうした陰謀論がインターネット上に出回るのも無理のない話かもしれない。

しかし、医療関係者が心配するのには、それなりの理由があるのだ。

陰謀論がインターネットなどで騒がれているが、医療関係者が心配するのには、わけがある。

それは、今までのインフルエンザと違って、新型のため免疫を持つ人が誰もいないということである。

そうなると、中国・武漢市で起きた悲劇は他の場所（都市）でも起こり得るということである。

つまり、この病気は急速に広まり、患者数も急増し、病院のキャパシティを超え、医療システムがパンクしてしまうのではないかと恐れている。いわゆる「医療崩壊」である。そうなることが、医療関係者の最大の心配事になっているのだ。

新型コロナウイルスはインフルエンザとほぼ同じ症状である。

高齢者や持病のある方々のリスクが大きいというのも同じ。

通常、インフルエンザでは、症状の発生しない人が33％もいて、新型コロナウイルスの推定数字よりは低いが、それでもたくさんいる。

また、インフルエンザが悪化すると肺炎を引き起こし、高齢者や持病のある方にとっては命取りになるという経緯も同じである。

病院・国の医療システムでは、インフルエンザ患者の毎年の発症者数はある程度推定できており、それに対応できるだけの人工呼吸器などの設備も用意しているし、集中治療室のベッド数も確保してある。

そして、近代的医療により、死亡率を大きく抑えることができるようになっている。

スペイン風邪が流行ったとき、インフルエンザの死亡率は2・8％になったが、それは現代医療では考えにくい数字である。だから今さかんに行われている、スペイン風邪と今回の新型コロナウイルスを比較するような報道は、即刻やめてほしいと切に思う。

とはいうものの、医療制度がパンクし、治療ができなくなると、初期の武漢市が経験した死亡率を出しかねない。そうなったときは、多くの高齢者や持病のある方々が命を落とすことになる。

つまりそこで「人道的な災難」になるのである。


ウイルスの広がるスピードが問題。病院の受け入れ態勢がパンクすれば、死亡率は桁違いに上がりかねない。


例えば、ジョンズ・ホプキンス大学・健康安全保障センターの2020年2月の報告によれば、アメリカ全土での人工呼吸器の数は16万台。また、集中治療室のベッド数は6万4000床、病院全体のベッド数は92万4100床になっている。

しかし、同じ報告書によれば、中型のパンデミックの場合、入院患者は100万人になり、集中治療を必要とする患者は20万人になり、これだけでも、集中治療室はもちろん、人工呼吸器は、大幅に足らなくなる。

また、それ以上の大型のパンデミックになれば、960万人の入院、集中治療を必要とする患者数は290万人になると計算されている。そうなれば、どこにも入院する場所はなく、必要な治療を受けられる見込みはほとんどないことになる。

しかも、すでに、通常の慢性的な生活習慣病、インフルエンザをはじめとする病気、事故、自殺などへの対応に追われている病院のシステムを考えると、医療関係者がこのパンデミックによって発生し得る患者数の増大を予測し、これほどまでに心配をすることは無理もないことといえるだろう。

また、ニューヨーク州知事のアンドリュー・クオモ氏が、集中治療室のベッドが3000床しかないのに対して、3万7200床ものベッドが必要になる可能性があると述べている。さらに引退している医師や看護師にも出勤するように呼びかけている。

イタリアでも、ベルガモ市（イタリアで12万2000の人口を擁する地方都市）には、すでに対応できない患者が50人いて、南部のほうの病院に転送している。

感染者が増えれば、いちばん不足するのは、肺炎の治療に欠かすことのできない人工呼吸器と集中治療室のベッドなのだ。

そこで、どうしても、ある程度の免疫を持っている人の数を増やして、ワクチンができるまで、このウイルスの広がるスピードを遅くしなければならない。

医療関係者が新型コロナウイルスの感染拡大を心配し、対応策を模索するのは当然だが、ここであなた自身の予防策を考え始めることにしよう。

曲線を平坦化させる

ここで、もうひとつ理解すべきことがある。

それは、最終的に感染する患者の数が変わらなくても、感染するスピードが問題だということだ。


次ページのグラフを見ていただきたい。

左の高い山になっている曲線は、社会的に予防策を講じることがない場合である。

このケースでは、免疫ができている人はいないうえ、病気も早く感染していく。

そして、たちまちのうちに医療システムのキャパシティを超える患者数になり、医療のシステムがパンクしてしまう。

そうなると、COVID-19の患者のみならず、他の病気や怪我の患者に、これまでのような十分な対応ができない恐れがある。

これは、医療関係者が最も恐れる事態である。

次は、右に伸びているなだらかな曲線を見ていただきたい。

これは、隔離政策などを導入し、感染のスピードを落とすことに成功した場合である。

注目すべきことは、実際の患者数は減ってはいないという点だ。

しかし、患者は緩やかに発生しているため、医療の

■最初の患者が発生してからの時間

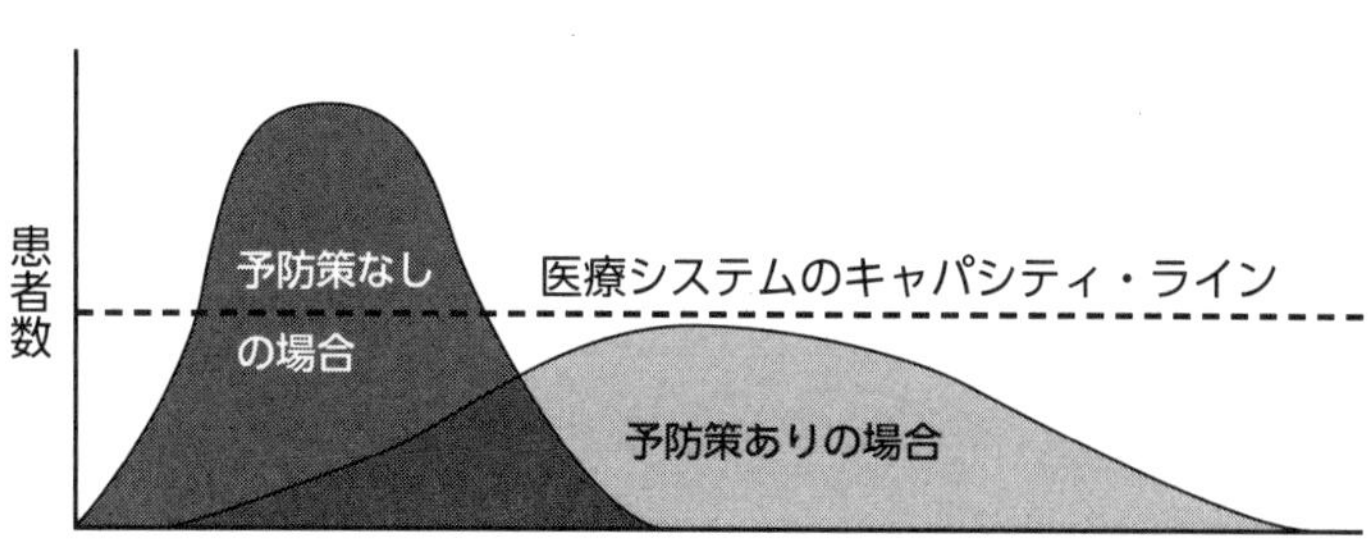

＊アメリカのCDC（アメリカ疾病予防管理センター）

システムで十分に吸収できる範囲内に収まる。
これが医療関係者の望んでいる結果なのだ。

しかし、これで果たしてどのくらい死者が減るのか、それはまったく不明である。また、医療システムや医療関係者にとって、これは好都合であっても、社会全体にとっては、はなはだ不都合な結果になる。

なぜなら、COVID-19の患者をこのなだらかな曲線の範囲内に収めることは、そもそも可能かどうかも不明であり、また可能だったとして、長期にわたって、ほとんどの経済活動がストップしてしまうからである。

そして、経済が順調に回らないことには、結局、医療システムそのものも成り立たないし、みんなの生活も成り立たない。

曲線を平坦化させるように要望しつつ、本当にその代償を払うべきかどうかは大きく悩むところである。そして、これはもっともっと社会のなかで議論しなければならないことだと思う。

すでに諦めを見せている政治家もいる。

ニューヨーク州知事のアンドリュー・クオモ氏が、曲線を平坦化させる努力をしても、結局、最終的には病院のキャパシティを超える事態になるだろうという見解を示し、次のように述べた。

「曲線を平坦化させるいかなる予測でも、結局は不十分だと思う。これは、曲線ではなく、高波であり、最終的に、病院のシステムに激突するに違いない」。

第3章

新型コロナウイルスの防衛対策

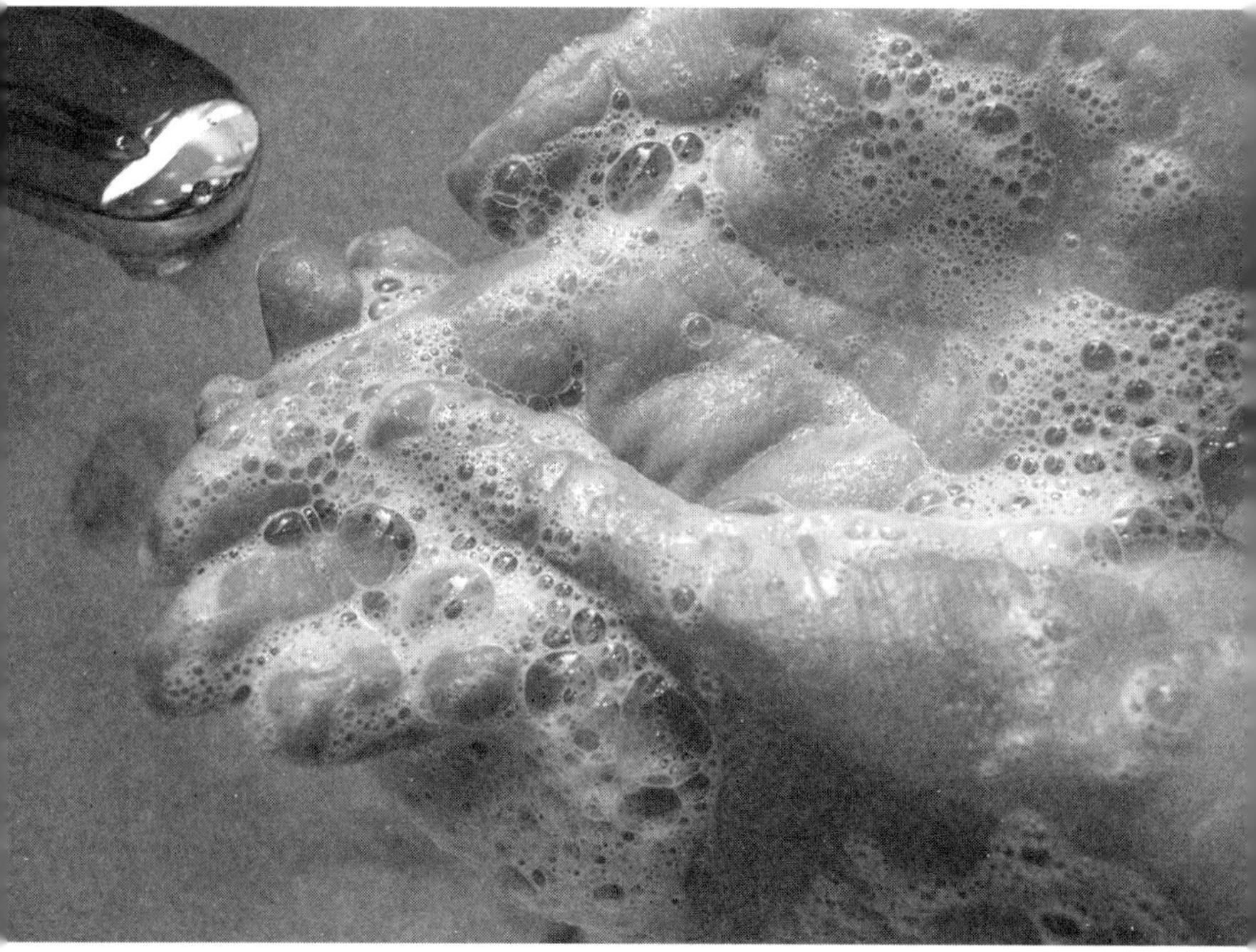

©voronin76 ／ BIGSTOCK

何より、罹《かか》らないようにすることが大事

私たち自身の新型コロナウイルスへの対策は、どうあるべきだろうか?
いうまでもなく、「罹らない」ことだ! この一言に尽きるだろう。

罹らなければ、問題なし。

それは、自分自身を守るためであることはもちろんだが、もっと大事なことは、他人を守り、1日でも早くこのパンデミックを収束させ、社会が通常の営みに戻れるようにするためにも、必要なことなのである。

現在、新型コロナウイルスは、1人の感染者が2・3〜2・5人に伝染させると推定されており、そうとなると、このままいけば感染者数は広がる一方である。

しかし、感染者が他の人に伝染させなければ、このウイルスは、すぐに社会からその姿を消すことになる。

そのためにも、まず自分が罹らないようにしなければならないし、また、もし罹った場合でも、他人に移さないように極力注意しなければならないことはいうまでもない。

現在では、感染者1人が2・3~2・5人に病気を移している。この数字を1人以下に抑えることができれば、パンデミックは収束する。

そこで、ここまで説明してきたこの新型コロナウイルスの基本的な仕組みを思い出してみよう。

ウイルスは、感染者の細胞をハイジャックし、その機能を借りて複製するものである。だから、感染者を必要としている。

しかし、このウイルスは短期間とはいえ、しばらくの間であれば、体外で生存することができる。そして、それが伝染する機会を作り出す（ウイルスの体外における生存期間については後述する）。

すでに何度か指摘していることだが、大事なことなので繰り返し説明する。

新型コロナウイルスが人から人へ移るのには、主に次の2つの方法が考えられる。
ひとつはウイルスを持った患者が咳やクシャミをすると、その水滴（唾液）の中に入っていたウイルスが空気中に放出され、その水滴を近くにいる人が吸い込んでしまい、感染してしまうケース。
もうひとつは、ウイルスを持った患者が手で口や鼻、目に触り、ウイルスを手に付着させてしまうケース。その手で人と握手すれば、ウイルスは相手の手に移り、移されたままの手で自分の口や鼻、目に触れるとウイルスが身体の中に入り込み感染することになる。

新型コロナウイルスの感染ルートは、
咳やクシャミの水滴を吸い込むことと口や鼻、目を手で触ること。

つまり、人から人へ、唾液などの液体を経由して伝染する病気なのだ。

＊アメリカのＣＤＣ（アメリカ疾病予防管理センター）

ＷＨＯ（世界保健機関）及びアメリカのＣＤＣ（アメリカ疾病予防管理センター）の

話によると、新型コロナウイルスに感染してから、病気の症状が発生するまで、1～14日間かかるという。平均でいえば、5日間ほどである。症状が出ている患者から伝染する可能性が最も高く、症状のない感染者からは伝染する可能性は極めて低いと思われる。

しかし、中国では、症状のない感染者から感染したと思われるケースも報告されているので安心はできない。

＊ Yan Bai, MD1; Lingsheng Yao, MD2; Tao Wei, MD3; et al

新型コロナウイルスに感染してから、発症するまで、1～14日間かかり、平均期間は5日間ほどである。

もうひとつの感染ルートがあるとすれば、それはウイルスがさまざまな物に付着し、そこに触った人が感染するという可能性である（ウイルスが付着した面を触った手で自分の口や鼻、目に触ることで感染してしまう）。

プリンストン大学などの研究チームの発表によれば、新型コロナウイルスは、金属の銅の表面に付着している場合は4時間は生存し、ダンボールの表面に付着した場合は24時間も生存できることが確認されている。そして、プラスチックやステンレス鋼の表面に付着した場合は72時間生存できることも確認されている。

銅に付着している場合は0・8時間ごとにウイルスの数は半減しており、ダンボールの場合は3・46時間、ステンレス鋼の場合は5・6時間、プラスチックの場合は6・8時間ごとに半減するといわれている。

しかし、同研究チームのメンバーのディラン・モリス氏は、このデータを見て必要以上に神経質になることを戒めている。

「この研究結果を解釈するときに注意していただきたい。特にダンボールに関するデータは実験を繰り返すたびに結果が違っているし、人間が感染するためには、どのくらいのウイルスの密度が必要なのかも現段階では不明確である。そして、ダンボールなどに触ったときにどのくらいのウイルスが実際に手に移ってくるかも今は不明確である」。

＊プリンストン大学

神経質になることはないが、
ウイルスが付着する可能性のある場所は定期的に消毒するようにしよう。

ここまでの話から読み取れる予防策をまとめてみることにしよう。

① 症状が発生している患者は、他人に病気を移さないように、隔離されるべきである。
② 症状が発生している患者との接触は極力避けるべきである。
③ 症状が発生している患者は、咳やクシャミで水滴（唾液）を周囲にばら撒かないようにマスクを着用すべきである。
④ 症状が発生していなくても、病気を他人に移す可能性があり、またこのウイルスは水滴で伝染するため、電車に乗るときはもちろん、接客業で働く方々、多くの他人と接する場合、マスクを着用すべきだろう。
⑤ 頻繁に手を石鹸で洗うことで、自分の手に付着したウイルスを除去し、感染の可能性を低めるべきである。
⑥ 顔に触ることをできる限り避けるべきである。
⑦ 手で触るような物や場所、また人が咳やクシャミをするような場所にある物は定期的に洗うか、消毒すべきである。

マスクの着用には果たして意味があるのか？

新型コロナウイルスの騒動は世界各国に広まり、たちまち世界中の薬局からマスクが姿を消した。

しかし、マスクの着用は果たして意味があることなのだろうか？

ここで思い出してみよう。

ウイルスは、極めて小さなものである。コロナウイルスは、直径約120ナノメートル（1ミクロンの10分の1程度）という大きさである。

したがって、通常のマスクはウイルスの侵入を防ぐのには向いていない。

マスクを着用することで、自分の手で口や鼻に触ることがなくなるという点では、多少の予防の意味はあるかもしれないが、アメリカのCDC（アメリカ疾病予防管理センター）などでは、マスクの着用は勧告していない。

では、N95マスクはどうだろうか？

N95マスクは、ウイルスの感染を防ぐために、医療関係者が着用するものである。N95であれば、細かいウイルスでも防げるが、長時間つけ続けていると、呼吸困難になってくるので、正しい着用のための訓練も必要になってくる。

ただし、一般の方々がN95マスクを大量に購入するようになれば、今度は医療関係者が必要な数を確保できなくなる恐れが出てくる。

したがって、N95マスクの着用や購入も当然のことながら勧められてはいない。

CDC（アメリカ疾病予防管理センター）の話によれば、発症していない人が、マスクを着用する意味は薄い。

しかし、発病者の場合は、話が別である。

咳やクシャミの症状がある方は、必ずマスクを着用していただきたい。

そうすれば、咳やクシャミをしたときに、水滴が遠くまで飛ぶことを防ぎ、その水滴を吸い込む人の数を減らすことができる。

マサチューセッツ工科大学の研究によると、咳をすると、水滴は6メートル先にまでばら撒かれるという。クシャミの場合、水滴は8メートルもの距離を飛ぶという。

そして、これらの水滴が10分程度空気中に残り、他の人への感染の機会を作り出しているということだ。

また、当然ながら、これらの水滴がさまざまな物の表面に付着し、人がそれに触ると、先に挙げた例のように、そこから感染の恐れが出てくる。

＊マサチューセッツ工科大学

したがって、咳やクシャミといった症状がある場合は、必ずマスクを着用していただきたい。

またどうしてもマスクが手に入らない場合は、ティッシュなどで顔を覆い、咳をしたときも水滴が遠くまで飛ばないように注意すべきである。

咳やクシャミが出る場合、必ずマスクを着用しよう!!!

上記のことは、医療現場では常識である。

しかし、ここで、注目してほしいことはもうひとつある。

それは、ここまでのデータに現れる日本と他国との間に見られるCOVID-19の広まり方の差なのである。

中国とは近距離であり、インバウンドの中国人観光客が多かった日本。

ダイヤモンド・プリンセス号の件もあり、その乗客の5人に1人が感染したこと、また中国からの入国を止めなかった政府の決断などが国際的に批判された。

そして、大型イベントの中止や学校の閉鎖などの対策は、他国の思い切った外出禁止令などと比較すると、日本の判断は貧弱なものに見えるだろう。

しかし、それにもかかわらず、2020年4月9日現在、日本における新型コロナウイルスの感染者は5003人、死亡者数は81人に抑えられている。

また、ダイヤモンド・プリンセス号の感染者712人、死亡者数11人を除いて数えてみると、その感染者数は4291人しかいないことになり、死亡者数においては62人しかいないことになる。

これは、イタリアの同日における感染者数13万9422人、死亡者数1万7669人からはほど遠い数字である!

また、韓国でも、ピークを迎えるまでの日数はかなり短いものであったのに対して、アメリカなどでは、ピークを迎える気配もなく、感染者数は43万2132人を超え、死亡者数はすでに1万4817人に達している。

日本は他国と比較して、感染者の数も、死亡者数も極めて少ないと思われる。

その理由は何なのだろうか?

これは、日本政府の発症者を素早く隔離させる努力などが功を奏している部分もあるだろう。しかし、他に大きな理由が考えられる。

アジアではマスクを着用する習慣があるということだ。

マスクの着用は、日本や韓国においては

COVID-19の広がりを大きく抑えている可能性がある。

ではなぜ、マスク着用の習慣があると感染を抑えることができるのだろうか？

理由は2つある。

ひとつは、SARS-CoV-2は、空気感染ではなく、水滴に入り、咳やクシャミでばら撒かれるウイルスだということである。

したがって、この新型コロナウイルス自体は、50～200ナノメートルしかなく、通常のマスクで防げる大きさではないものの、咳やクシャミの水滴は0・5～12ミクロンの大きさなので、従来のマスクでも防ぐことができる可能性があると思われる。

＊ Atkinson J, Chartier Y, Pessoa-Silva CL, et al

また、ロンドン大学のディビッド・キャリントン氏がBBC（英国放送協会）のインタビューで次のように答えている。

「一般の方々が着用する手術用のマスクは、空気感染するウイルスやバクテリアの予防には効果を発揮しない。そして、ほとんどのウイルスは、そういうルートで感染するのである。なぜなら、手術用のマスクは、緩いし、空気のフィルターもなく、また目をカバーしていない。しかし、咳やクシャミによって吹き出される水滴に対しての感染リスクを低下させる効果があり得る。さらに手から口への感染の予防にも役立つ可能性がある。また、病院における調査で、インフルエンザの感染予防において、手術用のマスクは、ウイルス感染防止専用のマスクと同じだけの効果があったという結果が出ている」。

したがって、空気感染に効果がなくても、水滴による感染の場合、マスクはCDC（アメリカ疾病予防管理センター）などの意見以上に予防において功を奏している可能性がある。

空気感染する他のウイルスに対しての効果がなくても、手術用のマスクは、COVID-19やインフルエンザといった水滴で伝染する病気に対して予防に功を奏する可能性がある。

また、発症していない患者でも感染させる危険性があるため、病気の自覚症状がなくても、マスクを着用することで、病気が広がるスピードを抑えるのに大きな効果があると考えられる。

したがって、COVID-19やインフルエンザが流行している間、大勢の方に接する接客業の従業員や、電車に乗るときなどで、マスクを着用することは、大きな意味があるのかもしれない。そして、こうした習慣が日本におけるCOVID-19の広がりが極めて遅いという結果にもなっているのだろう。

繰り返すが、咳やクシャミの水滴は6〜8メートルも飛び、3000〜4万もの水滴を部屋にばら撒くことになるので、マスクを着用していないときは、ティッシュなどで口と鼻を覆い、自分の咳やクシャミからの水滴が遠くへ飛ばないように注意しよう。

正しく手を洗っているか？

咳やクシャミといった症状がある方や、大勢の方々に接するときのマスク着用に続いて、正しく手を洗うことは、何よりもこの新型コロナウイルスの感染を防ぐことになる。

手を洗うことは、新型コロナウイルスに感染しない、いちばんの対策だ。

ここで、手を洗うことについての意識を正しておきたい。

通常、手を洗ったりすることは、「消毒」と捉える方が多いだろう。

しかし、実際の目的は、ウイルスを殺すことはともかくとして、手に付着しているウイルスを洗い落とし、自分の顔に触るときや、他の人と接するときの感染を防ぐことにある。

結局、人がウイルスに感染し、病気に至るかどうかは、ウイルスの量によるところが大きいのである。

ウイルスの量が少なければ、身体がうまく対処できるのだが、ウイルスの量が多くなると、身体だけでは対処できず、病気になってしまうことがある。

だから、マスク着用もそうだが、手を洗うことで接するウイルスの数を減らす。

これは、新型コロナウイルスの場合はもちろんだが、インフルエンザや風邪の予防にも役立つ感染予防の良い習慣になるのだ。

手を洗うことは、消毒というより、手に付着しているウイルスを洗い落とす作業である。

アメリカのCDC（アメリカ疾病予防管理センター）が、以下のケースでは手を洗うように勧めている。

- 料理をする前後
- 食事の前
- 咳、クシャミ、嘔吐《おうと》、下痢《げり》などを発症している人の看病に当たる前後
- 傷の手当てをする前後
- トイレを使ったあと
- オムツを取り替えたあと、または子供のお尻を洗ったあと
- 鼻をかんだり、咳をしたり、クシャミをしたりしたあと
- 動物や動物の餌、動物の排泄物に触ったあと
- ペットやペットの餌・オモチャに触ったあと
- ゴミに触ったあと

これらはシンプルな勧告だが、とてもいいアドバイスといえるだろう。

手にウイルスが付着した可能性がある場合、またはウイルスを移す可能性がある場合、とりあえず手を洗うようにしよう。

手を洗うタイミングも大事であるが、手を「正しく洗う」ことも大事である。石鹸で泡を立てて、手のすべての面を洗うようにする。手の平、手の甲、指、指の間と隙間なく洗うようにする。石鹸をつけて、20秒以上かけてゴシゴシ洗ったあとは、よく水で濯《すす》ぐ。手に付着しているウイルスを全部落とすことが手洗いの目的だということを改めて確認しておこう。洗い流したあとは、手に残った水滴にもウイルスが残っている可能性があるので、よく拭いて、乾燥させよう。拭いたタオルはこまめに洗濯するようにしよう。

徹底的に手のすべての場所を洗うようにしよう。

石鹸と消毒液では、どっちがいい？

ウイルスを手から落とすということで考えれば、石鹸と水でしっかり洗うことをお勧めしたい。

しかし、それができない環境も当然あるので、そういう場合は、ジェル状の消毒液などを利用してもかまわない。

消毒液を使用するときのポイントは、アルコール度が60〜70％以上あるものを使うようにすること。それ以下のアルコール度数だと、ウイルスを殺せない恐れがあるので注意しよう。

消毒液を利用する場合は、アルコールの含有率は60〜70％以上が鉄則。

また、洗濯機・乾燥機・自動皿洗い機などもこんなときには強い味方になる。

発症している人の服は、他の人の服と一緒に洗濯しても大丈夫。

ただしその場合、水温はできる限り熱い温度設定にして洗濯するようにしよう。乾燥機には少なくとも20分くらいはかけておきたい。

＊CDC（アメリカ疾病予防管理センター）

これだけの熱を加えておけば、服に付着した新型コロナウイルスは死ぬので、洗ったあとも安心して着ることができる。

食器は、できる限り自動皿洗い機で洗うようにしよう。

手で洗うとなると、お湯の温度に限界があるが、自動皿洗い機の場合は、48〜65℃の熱さでの洗浄が可能になり、これはウイルスを殺すには十分の温度だからだ。

洗濯機・乾燥機・自動皿洗い機を活用し、服や食器を殺菌しよう。

よく触る場所をこまめに掃除しよう！

人がよく触るところやよく触る物は、毎日掃除し、殺菌を心がけよう。

例えば、キッチンカウンター、流し、水道の蛇口、トイレ周り、食卓、ドアノブ、手すり、机、電話機、携帯電話などは、こまめに掃除をするようにしよう。

＊CDC（アメリカ疾病予防管理センター）

ひどく汚れている場合は、殺菌する前に、石鹸と水でよく洗うようにしよう。

洗い流したあとで、アルコール度60～70％以上の消毒液で拭くようにしよう。

ただ、電気製品を掃除する場合は、必ず取扱説明書にある注意事項を確認して、感電や製品の故障を防ぐようにしよう。

水周りやよく触る場所は、1日に1回、アルコール度60～70％以上の消毒液で殺菌しよう。

家庭で作る消毒液

もし、適当な消毒液が手元にない場合は、家庭でも作ることは可能である。

CDC（アメリカ疾病予防管理センター）のホームページによると、家庭用の塩素系漂白剤と水を合わせることで、ウイルスなどに有効な消毒液ができるという。

家庭にある漂白剤でできるが、有効期限を過ぎていないことをしっかり確認しよう。

作り方は、1リットルの水に、漂白剤小さじ4杯を入れ、よくかき混ぜる。これで消毒液の完成。

注意していただきたいのは、漂白剤には、絶対にアンモニア、酢、その他の家庭用の洗浄剤を混ぜないこと。毒性のある塩素ガスを発生させてしまう事故が起こったりして、とても危険である。

使い方は他の消毒液と同じで、気になる場所を消毒液をつけた布で拭き、特に汚れているところや物は、まず石鹸や洗剤で汚れを落としてから、消毒液をつけた布でよく拭くようにしよう。

日本の古き良き習慣

こういう騒動が起きたとき、改めて日本の習慣が素晴らしいことを認識することになる。

日本人は、昔から挨拶する場合、握手ではなく、お辞儀をするのが一般的である。

これなら、相手に直接接触することなく、コミュニケーションが図れるのだ。

この日本本来のお辞儀の習慣に基づき、少なくともこのパンデミックが続く間、他の人との不必要な接触は控えるようにしたいものである。

●握手よりもお辞儀

●直接のミーティングよりも電話や映像会議

この、「相手とちょっとした距離を置く」ことが、ウイルス感染のスピードを落とすことになり、感染拡大で病院をパンクさせることなく、社会を救うことにもつながるのである。

1メートルの法則

CDC（アメリカ疾病予防管理センター）など、世界当局の勧告を読むと、他の人から1メートルの距離を保つようにしようというものがある。

この「1メートルの距離」にはいったいどういう意味があるのか？

果たして、これがウイルス感染を防ぐうえで本当に有意義なものなのか？

実際に予防効果が期待できるのだろうか？

WHO（世界保健機関）のホームページを見てみると、「周りで、咳やクシャミをしている人から1メートルの距離を保つようにしよう。それはなぜか？　咳やクシャミをしている人の近くにいると、その人の鼻や口から吹き出されるウイルスを含む水滴を吸い込む恐れがあるからである」と書いてある。

そう、これは、周辺に発症している人がいる場合の勧告であって、すべての人から距離を置く必要があるというわけではない。

しかし、このように人と人の距離を保つというのには別の理由があるのだ。

人間が、話したり、笑ったりするときには、無意識のうちに唾を吐くことがある。そして、飛ばされた水滴によってウイルスを感染させることがあるからだ。

ただし、咳は重いので、飛んだとしても1メートル以内で下に落ちてしまうことがほとんどなのである。

だから「1メートルの距離」なのだ。

人とある程度の距離を置くことは、身を守る簡単な対策。

したがって、水滴が飛ぶような可能性がある場合は、WHOの勧告にあるように、距離を保っておいたほうが無難には違いない。

プールは大丈夫？

ここで、疑問が出てくるのは、最も水が多い場所、プールやジャグジーなどは安全かということである。

CDC（アメリカ疾病予防管理センター）のホームページでの文章によれば、「プールやホットタブ（温浴施設）の利用により人間が新型コロナウイルス感染するという証拠は一切ない」という。また、正しく塩素処理され、フィルターのかかっているプールではウイルスが生存できる証拠もないと付け加えている。

したがって、平常から伝染病に感染しないように衛生管理等を徹底しているプールなどの施設は、特に危険という理由は、今はない。

もちろん新型コロナウイルスに限らず伝染病を発症している場合は、他人を守るためにも、このような施設の利用は控えるようにしよう。

今のところ、プールなどで感染するというデータは出てない。

顔にさえ触らなければ、万事良し

もう一度確認しよう。

SARS-CoV-2（新型コロナウイルス）は、水滴の中に入り、それを吸い込んだり、ウイルスが手に付着し、その手で自分の口や鼻、目に触ったりすると感染するというものである。

現代のデータでみる限り、新型コロナウイルスは、皮膚から入るものでもないし、空気感染するものでもない。もちろん人の近くにいるだけで移るというものでもない。

あくまでも相対する相手が咳をしたり、クシャミをしたりして、ウイルスの入った水滴を飛ばすことによって感染させるものである。

したがって、ウイルスを持った人が、手で口を覆って咳をしたり、手で鼻水を拭いたりして、その手で触った物を別の人が触り、そのまま自分の口や鼻に触ったりすれば、感染する可能性が出てくる。

相手の咳やクシャミから出た水滴を直接吸い込むのは最も感染する確率が高く、相手と握手をして、その手を洗わないまま自分の顔に触ったりすることも危険である。

相手の触った物に触れるのも危険性がある。ウイルスを持った人が、その物に触ってからの時間が経てば経つほど危険性は薄れてくる。

ウイルスを持った人の隣にいるだけでウイルスは移るものではない。

その人の触った椅子《いす》に座るだけで移るものでもない。

人間は、1日に何回も顔に触るという習慣がある。

平均すると1時間に16回も顔に触るというデータもあるほどだ。

ということは、ウイルスが付着している恐れがあるドアノブやエレベーターのボタンなどは、指以外で触れるようにすると感染する危険性は薄れることになる。

アメリカの大統領選挙の討論会で、候補者の前副大統領のジョー・バイデン氏と上院議員のバーニー・サンダース氏が握手の代わりに、肘と肘を当て合ったのもこのためである。

触るとき、手以外で触るのも、感染対策のひとつの手。

イベントは中止すべきか？

この新型コロナウイルスによる感染症がパンデミックになり、イベント中止が相次いでいる。

アメリカではプロバスケットボールのＮＢＡがシーズンを中止とし、東京マラソンやボストンマラソンなどの市民スポーツイベントでも市民ランナーが参加できなくなったり、延期されたりしている。

ニューヨークでは、ブロードウェイのミュージカルがすべてキャンセルされ、音楽のフェスティバルも中止された。ディズニーランドなどの遊園地は休園となり、コンサートは延期され、ラスベガスのカジノも閉鎖を発表している。

これらのイベント中止は、大きな経済的損失を伴うものであり、待ち望んでいたお客の落胆はいうまでもないが、主催者側の中止や延期の決定は苦渋の選択であったと思う。

しかし、伝染病の感染を防ぐうえで、この選択・措置は正解というべきだろう。

発症している人の入場を完全に防げれば問題はないのだが、それは無理というものだ。

空港でよく見うけられる体温チェックなどでは、感染者を発見するのには、不十分であるといえよう。

香港大学の疫学者ベン・コーリング氏は、次のように語っている。

「旅行者の感染を発見するための努力は、流行を遅延させることがあっても、止めることにはならない。政府が行動しているという安心感を人に与えるためのものであり、さしたるインパクトはない」。

また、NIH（アメリカ国立衛生研究所）は、

「国境における症状の自己申告や、体温確認は、パンデミック・インフルエンザの入国を防ぐうえでは、限界がある。咳などの特定の症状を基準にすることは、感染していない多くの方々まで調べることになる。発見されないままに通過してしまう人もいる。高熱者の入国は止めるなどのより具体的な基準を設けるようにしなければ、感染者のほとんどがそのまま入国することになる」と、こうした措置の限界を明確にしている。

＊Patricia C. Priest, DPhil, MPH, MBChB,corresponding author Lance C. Jennings, PhD, MSc, BSc, Alasdair R. Duncan, MPH, BSc, Cheryl R. Brunton, MBChB, DipComH, and Michael G. Baker, MBChB, DPH

したがって、経済的損失や社会に与える悪影響を別として、疫学の観点だけでいうのであれば、入場者が感染しているかどうかを正確にチェックできないため、やはり大型イベントは今後も控える方向にいくだろう。

アメリカでは地域によっては、５００人以上のイベント、あるいは50人以上のイベントなどが制限されている。２０２０年3月16日、トランプ大統領は「10人以上の集まりを控える」よう勧告している。

病気の感染予防という観点から見れば、多くの人々が一斉に感染する可能性の高いイベントの開催は避けるべきである。

ここで述べているのは、あくまでも伝染病予防の話である。

こうしたイベントを閉鎖させる社会的コストは、別に考えなければならない。

人に接しないことも、ストレスを解消しないことも、人間の健康に響くし、また失業する人が増えたり、金銭的なトラブルに巻き込まれる人が出たり、株価の暴落により老後の資金をなくしたりするのも、大きな問題には違いないので、それらを含めて十分に議論する必要がある。

社会として、死亡リスクの大きい高齢者や持病のある方には、こうした感染する恐れの高い場所に出向くのを避けてもらい、それ以外の方々の経済活動をリスタートさせるかどうかという議論は、すでにアメリカでは大きく広がっている。

いちばん感染しやすいのは、寝ている間!?

アメリカのシアトルで呼吸器内科医を務め、アメリカ結核対策協会の会長を務めたこともあるブルース・L・デビッドソン氏がとても面白いことを指摘している。

それは、新型コロナウイルスに最も感染しやすいのは、実は寝ているときであるという指摘である。


実際の感染が起こるのは、寝ているときが多い!

新型コロナウイルスは、声帯より下にある気管や肺の細胞に感染するものだ。新型コロナウイルスは、そこにどうやって至るかというと、口腔《こうくう》、喉（咽頭《いんとう》、喉頭《こうとう》）、鼻腔《びくう》などにある液が、サイレントアスピレーション（不顕性誤嚥《ふけんせいごえん》）と呼ばれるプロセスで、声帯を抜けて、その下にある気管や気管支に入っていくのである。

デビッドソン氏の研究によると、健康な人（年齢を問わず）の半分以上が寝ているときに、このサイレントアスピレーションを起こしているという。

また、睡眠薬やアルコールの摂取が、サイレントアスピレーションの確率をさらに引き上げるのだそうだ。そして、高齢者や喫煙者の場合、より多くの液体を肺まで運ぶことになるという。

この睡眠中のアスピレーション（誤嚥）によって運ばれる液体の量が多くなると、肺炎を引き起こすことにもなり、これはほとんどの肺炎の原因といえる。

高齢者、持病のある方、また喫煙者はリスクが高い！

健康な人の場合、このアスピレーションによって運ばれる液体を咳払いなどで上へ運び、食道で飲み込む。そこで唾液と一緒に消化され始める。または、軽い下痢程度の症状を引き起こして終わりになることもある。

しかし、高齢者や喫煙者の場合、この機能が阻害され、病気になりやすくなるというのである。
＊ブルース・L・デビッドソン

健康者は、ウイルスの入っている液体を食道に移し、唾液と一緒に消化するので、病気が発生しにくい。または軽い症状で済むことが多い。


そこで、寝ているときにアスピレーションのプロセスにより新型コロナウイルスに感染しないようにするには、どのようにすればいいか?

それには本書で紹介している注意事項を守り、鼻腔などに入っているウイルスの量を減らすことである。

結局、発病するかどうかは、肺感染に対するリスクの大きい人間であるかどうかということと、吸い込むウイルスの量が問題となるのである。

感染するかどうかは、肺感染のリスクが高い健康状態であるかどうかと、鼻腔や口に入るウイルスの量にかかっている。

そして、ここまで紹介してきた良い習慣に加えて、寝る前に、顔、鼻、喉周りのウイルスの量を減らすことが肝心である。

まず、手と顔を石鹸とお湯でよく洗おう。指または綿棒で、鼻腔も洗うようにしよう。鼻をよくかむようにしよう。歯を磨き、舌を洗い、それから唾を吐き出す。

また、抗ウイルス効果のあるうがい薬を使い、寝る前に1回か2回うがいをしよう。

そして、アスピレーションの量を増やす睡眠薬の服用やアルコールの摂取を控えよう。

＊ブルース・L・デビッドソン

寝る前に、手、顔、口、鼻の中を徹底的に綺麗にしよう。

避けるべき場所

あと一点、お話ししておきたいことがある。

それは、パンデミック中に旅行する必要がある場合、とにかくホットスポット（病気が集中的に発生している地域）を避けるようにすることだ。

感染者が少なければ、少ないほど、あなたが病気になる確率が低くなるからである。

新型コロナウイルスは、人から人へと移るものであり、人間の体外では長くは生き続けることができない。

つまり、感染者がいての感染なのである。

集中的に病気が発生している地域に行くことは、病気になるのを願っているようなものであり、病気をそこから自分の住む地域に持ち帰ることになってしまう。

それでは周りの方々にとっては、少しもありがたくないお土産《みやげ》になってしまう。


病気が多発する地域に行くのは避けよう。

ここまでの予防策を簡単に要約しておこう。

①発症している場合、必ずマスクを着用し、周りにいる人々を守るようにしよう。
②発症していなくても、大勢の方に接する環境の場合、マスクを着用し、自分及び周りの方々を守るようにしよう。
③頻繁に手を石鹸とお湯で洗うようにしよう。消毒というより、ウイルスを洗い落とすのが目的であるから、ゴシゴシ、20秒以上かけて洗うようにしよう。
④それができない場合は、アルコール度60~70%の消毒液で洗うようにしよう。
⑤家や事務所、生活の中でよく触る物は、1日に1回の目安でアルコール度60~70%以上の消毒液または家庭用塩素系漂白剤を薄めて作った消毒液で消毒しよう。
⑥できるだけ人との距離を置くようにしよう。
⑦大人数の集うイベントの開催は、しばらくの間は遠慮するようにしよう（特に自分や一緒に暮らしている方が高齢または持病のある場合）。
⑧寝る前に、手、顔、口、鼻腔をよく洗うようにしよう。
⑨感染者が多発している地域への旅行はできるだけ避けよう。

第4章

新型コロナウイルスの診断

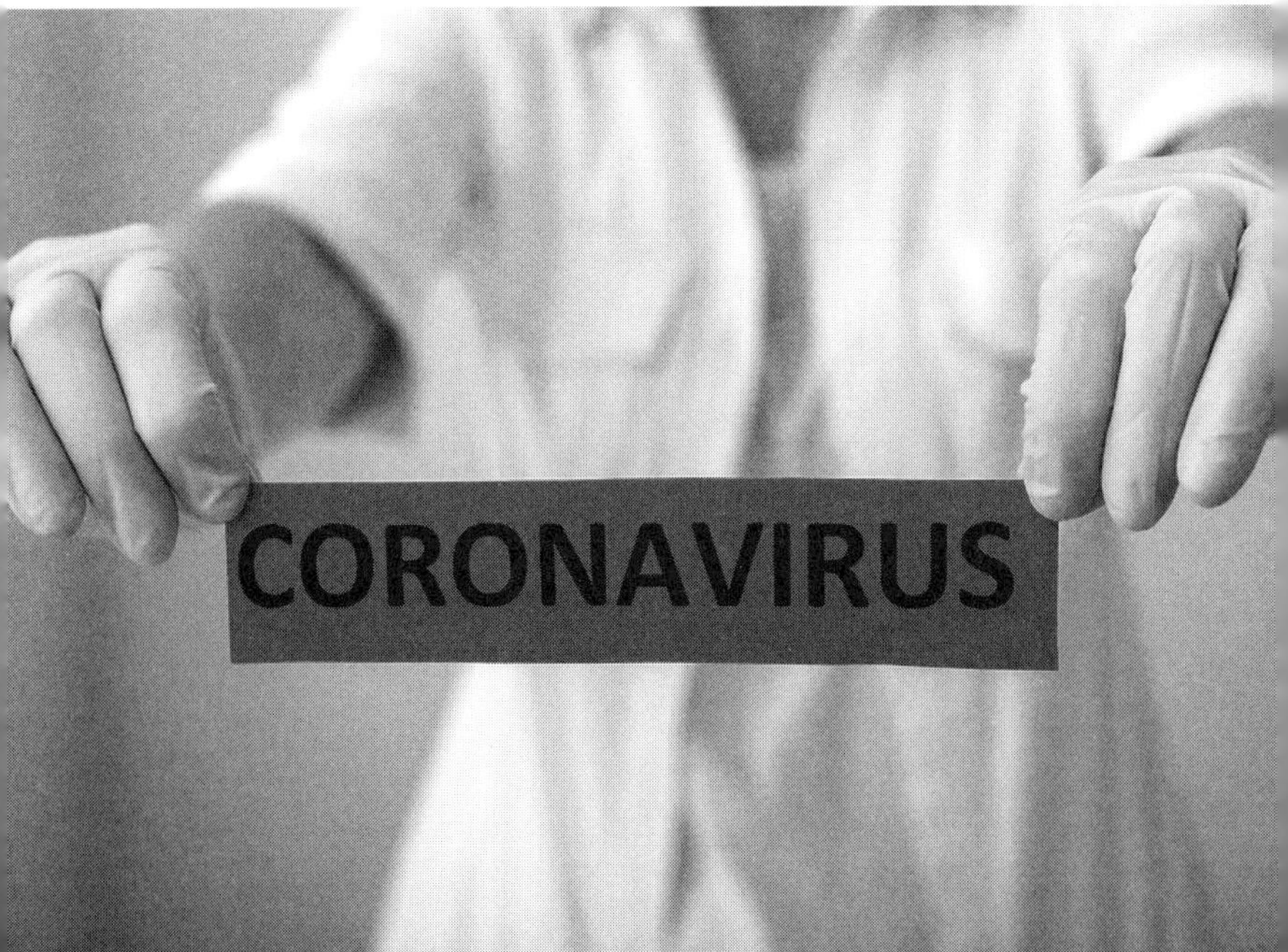

©Beton studio ／ BIGSTOCK

インフルエンザと何が違う？

ここで、いくつかのウイルス性の病気を考えて、その症状を比較してみることにしよう。

まずは、いわゆる「風邪」である。

実をいえば、風邪という病気は、200もの異なるウイルスによって引き起こされる症状の総称であり、そのなかにライノウイルス、アデノウイルス、ヒトコロナウイルスHCoV（今回の新型コロナウイルスのいとこに当たる）などがある。

風邪の症状は、次のようなものである。

1. 鼻水
2. 鼻詰まり
3. 喉の痛み
4. 咳
5. 軽い頭痛
6. 軽い筋肉痛
7. クシャミ
8. 微熱
9. 全体的な不快感

それに対して、インフルエンザの症状はどのようなものか。

人間の感染するインフルエンザは、Type A、Type B、Type C、Type Dという4種類のインフルエンザのウイルスによって引き起こされる。

症状は次のようなものである。

1. 高熱（38℃以上）　2. 筋肉痛
3. 冷や汗や寒気《さむけ》　4. 頭痛
5. 乾性咳または治まらない咳　6. 倦怠感
7. 鼻詰まり　8. 喉の痛み

ウイルス性ではないが、症状が少し似ているのは、花粉症などのアレルギーである。

この場合の症状は、

1. 目の痒《かゆ》み　2. 鼻詰まり
3. クシャミ

そして、今回の新型コロナウイルスの場合は、SARS-CoV-2というコロナウイルスで引き起こされるCOVID-19という病気である。

この場合の症状は、

1. 熱　2. 咳

3. 呼吸困難

＊メイヨー・クリニック（Mayo Clinic）

風邪・インフルエンザ・新型コロナウイルスの症状は似てはいるが、それぞれ少しずつ違う。

花粉症など季節性のアレルギーは目と鼻に影響を与えることが多い。そして、蕁麻疹《じんましん》が出る場合を別にすれば、ほとんどの症状が頭部に集中している。

また、毎年同じ症状を経験している人であれば、すでに持っているアレルギーが再び戻ってきたと推測すると思われるので、行きつけの薬局に行き、いつもの薬を購入し、自分で対処してもいいだろう。

アレルギーの症状は目と鼻に集中することが多い。

それに対して、新型コロナウイルスやインフルエンザの場合、筋肉痛などの痛みや倦怠感が起こり、日常生活そのものに支障が出ることが多い。

風邪や軽いインフルエンザ、また新型コロナウイルスでも、多くの場合は自らの対処で解決していけるのである。

新型コロナウイルスで世間が騒いでいても、罹っているのは風邪やインフルエンザである可能性が高い。

しかし、そろそろ治るはずだ、と思ったときに症状が悪化したとなれば、そこは医師の助けを求めるタイミングである。特に息切れがあるような場合は、新型コロナウイルス感染の可能性が高いと思われる。

インフルエンザも肺炎に発展し、同じような息切れや呼吸困難が生じることはあるが、そこまで症状が悪化すると、新型コロナウイルスでなくても、深刻な病気なのでしっかりと治療を求めるべきである。

＊メイヨー・クリニックワクチン研究グループディレクター、メイヨー・クリニック感染症専門家のグレゴリー・ポーランド

病院では、症状の問診、CTスキャン、RT-PCR（逆転写ポリメラーゼ連鎖反応）の検査を行い、新型コロナウイルスの有無を確認することになる。

なお、アメリカ消化器病学会が発刊する『American Journal of Gastroenterology』において、湖北省における204人のCOVID-19の患者を研究し、下痢・食欲の喪失・嘔吐などの症状が半分もの患者にあったと発表されている。そして、まったく呼吸器系の症状がなかった患者が、そのうち7人もいたそうである。

病院にこうした症状を訴えている患者が現れると、熱・咳・呼吸困難の症状がなくても、COVID-19の可能性があると考え対応すべきかもしれないということになる。

＊American Journal of Gastroenterology

しかし、COVID-19の症状がない患者が別の病気を同時に患って病院に行く可能性もあり、下痢・食欲の喪失・嘔吐などの症状があったとしてもCOVID-19と断定するにはまだ早い。これからのさらなる研究と調査が期待されるところである。

「あれ?」と思ったら……

上記のような症状が出た場合、まず大事なことはパニックにならないことである。「あれ? いつもとちょっと違うな」と思ったら、どうすればいいだろうか?

海外では、次のようなアドバイスが主流になっている。

メイヨー・クリニック(Mayo Clinic)のグレゴリー・ポーランド氏は、次のように言っている。

「病気が多発している地域に旅した経歴がなくて、新型コロナウイルスに感染していると思った人がいたら、頭痛薬を飲み、たくさん水を飲んで、お休みになってくださいと指示を出すだろう」。

また、イギリスでは、次のような指示が出ている。

「高熱や治まらない咳という症状が出た場合、すぐ病院に行ったり、検査を受けたりする必要はない。家の中にいて、7日間ほど経過を見るのがいい。また、一緒に住んでいる人のなかで最初に1人が発症したら、他の人とは部屋を別にし、他の人も14日間は家にいて、症状が出るかどうかを見るべきだろう。7日経っても症状が治まらない、あるいは症状が悪化した、症状がかなりひどく自分で対応できないと思ったとき、または呼吸困難を感じるときは、医師・病院に連絡をし、すぐに助けを求めるべきだろう（事前に症状が出たことは病院に連絡しておく）。

＊イギリスの国民保健サービス

日本の場合は、現状では次のような指示が出されている。

● 新型コロナウイルスに感染したと思ったら、発熱や呼吸器症状がある場合には、マスクを着用するなどの咳エチケットを実施のうえ、医療機関を受診する。
● その際、事前に武漢市への滞在歴や患者との接触歴がある旨を申告する。
● また、タクシーや公共交通機関の利用はできるだけ避ける。

- 新型コロナウイルス感染症の患者と接触したときは、保健所が、感染した可能性がある人の健康観察、症状出現時の対応の調整を行うようにする。
- 接触後14日間は、1日2回の体温測定と、発熱、咳、倦怠感《けんたいかん》などの症状が出現しないかを注意して過ごす。
- 2週間の間に、発熱や呼吸器症状がある場合には、マスクを着用するなどの咳エチケットを実施のうえ、医療機関を受診するようにする。
- その際、事前に患者と接触があったことを申告する。
- また、受診の際はタクシーや公共交通機関の利用はできるだけ避ける。

＊東京都感染症情報センター

常に政府当局の最新の指示を確認しておこう。

とはいうものの、高熱、治まらない咳、息切れや呼吸困難が生じたら、すぐにマスクなどで他人に移さないための処置を取り、同時に医療機関に連絡を取って、対処したほうがいいだろう。

高熱・治まらない咳、息切れや呼吸困難の場合、必ず医療機関に診てもらう。

家族の看病はどうするか？

家族がこのCOVID-19を発症したら、どう対応すべきだろうか？

東京都感染症情報センターは、新型コロナウイルスによる感染症の疑いのある人を家庭で看護するときに、感染を広げないために気をつける注意事項を次のように公表している。

新型コロナウイルスは「飛沫《ひまつ》感染」と「接触感染」により感染します。空気感染は起きていないと考えられますが、閉鎖した空間・近距離での多人数の会話等には注意が必要です。ご自宅で療養する場合、看護する人は移らないように気をつけましょう。

《注意すべき感染経路は飛沫感染と接触感染》

予防には咳エチケットや手洗い・消毒が効果的です。

◆飛沫感染

○感染した人の咳やクシャミのしぶき（飛沫）に含まれるウイルスを吸い込むことによる感染です。

○咳やクシャミが直接人にかからないよう、マスクやティッシュ等で口と鼻をふさぐ等の「咳エチケット」が効果的です。

◆接触感染

○ウイルスの付着した手で、目・口・鼻を触ることによる感染です。

○予防するには、手洗い・消毒が効果的です。

《看護するときに心がける8つのポイント》

①看護する人を決めましょう

＊可能であれば、看護する人を1人決めましょう。

＊他の家族は患者さんと不必要に接触しないようにしましょう。

②看護するときは、使い捨てのマスクや手袋を着用しましょう。

＊患者さんを看護するときは、不織布《ふしょくふ》製の使い捨てマスクを着用しましょう。また、嘔吐物など汚染物を処理するときは、手袋も着用しましょう。

③看護する方や同居者も毎日朝夕の検温をしましょう

＊37・5℃以上の発熱が続く場合は、新型コロナウイルス受診相談窓口（137ページ）までご相談ください。

④患者さんが休養する環境を整えましょう。

＊家族や周りの方に移さないよう、個室で休養しましょう。

＊患者さんには使い捨てマスクを着用してもらい、マスクは1日1枚程度交換しましょう。

＊患者さんの近くにゴミ箱を置き、鼻水や痰のついたティッシュなどをすぐにゴミ箱に捨てられるようにしましょう。

＊患者さんが使うタオルやコップなどは、他の家族と分けましょう。

⑤**看護したあとは、マスクや手袋をはずし、手を洗いましょう。**

＊看護で使用したマスクや手袋は、他の人が触れないようすぐにゴミ箱に捨てましょう。

＊手洗いは流水と石鹸で15秒以上行い、水分を十分に拭き取りましょう。詳しい手洗いの方法は、東京都ホームページをご覧ください。

⑥**ゴミの捨て方に気をつけましょう。**

＊患者さんが使用したティッシュやマスク、看護の際に使用したマスクや手袋等のゴミを捨てるときは、他の人が触れないよう、ビニール袋などに入れ、しっかり口を縛って捨てましょう。

＊ゴミをまとめたあとは、手を洗いましょう。

⑦**患者さんが使った食器や衣類は、通常通りに洗えます。**

＊患者さんが使った食器や衣類等は、通常の洗剤を使用して、他の家族のものと一緒に洗うことができます。

＊患者さんが使った衣類等を触ったあとは、手を洗いましょう。

⑧ **患者さんや家族がよく触れる場所を清掃・消毒しましょう。**

＊患者さんや家族がよく触れる場所（机、ドアノブ、スイッチ、階段の手すり、テーブル、椅子、トイレの流水レバー、便座等）を中心に、清掃・消毒しましょう。

＊水と洗剤による拭き取り清掃か、消毒剤による拭き取り消毒を行いましょう。

＊消毒剤は、次亜塩素酸ナトリウム（製品に表示されている通り希釈《きしゃく》したもの）や消毒用エタノール等が有効です。

＊消毒剤を使う場合、消毒剤を浸したペーパータオル等による拭き取り消毒を行いましょう。消毒剤の噴霧は、不完全な消毒やウイルスの舞い上がりの可能性があるため、避けましょう。また、換気をするほか、使用上の注意をよく読んで使いましょう。

＊清掃・消毒作業をしたあとは、手を洗いましょう。

またさらに、療養中の体調管理については、次の注意事項を公表している。

● **十分に睡眠をとり、安静に過ごすことが大切です。**

- 発熱時の脱水症状を防ぐため、こまめに水分を補給しましょう。
- 次の症状がある場合は、新型コロナ受診相談窓口（帰国者・接触者電話相談センター）にご相談ください。
- 風邪の症状や37・5℃以上の発熱が4日間以上続いている（解熱剤を飲み続けなければならないときを含む）。
- 強いだるさ（倦怠感）や息苦しさ（呼吸困難）がある。高齢者や基礎疾患等がある方は上の状態が2日間続く場合。

そして、情報の発信としては次のものを設けている。

新型コロナウイルスによる感染症の最新情報について

＊新型コロナウイルスに関する情報は、国内外の患者報告を受けて、日々情報が更新されています。

＊東京都感染症情報センターのホームページ（下二次元バーコード）では、最新の情報をご覧いただけます。

第5章
死なないための知恵

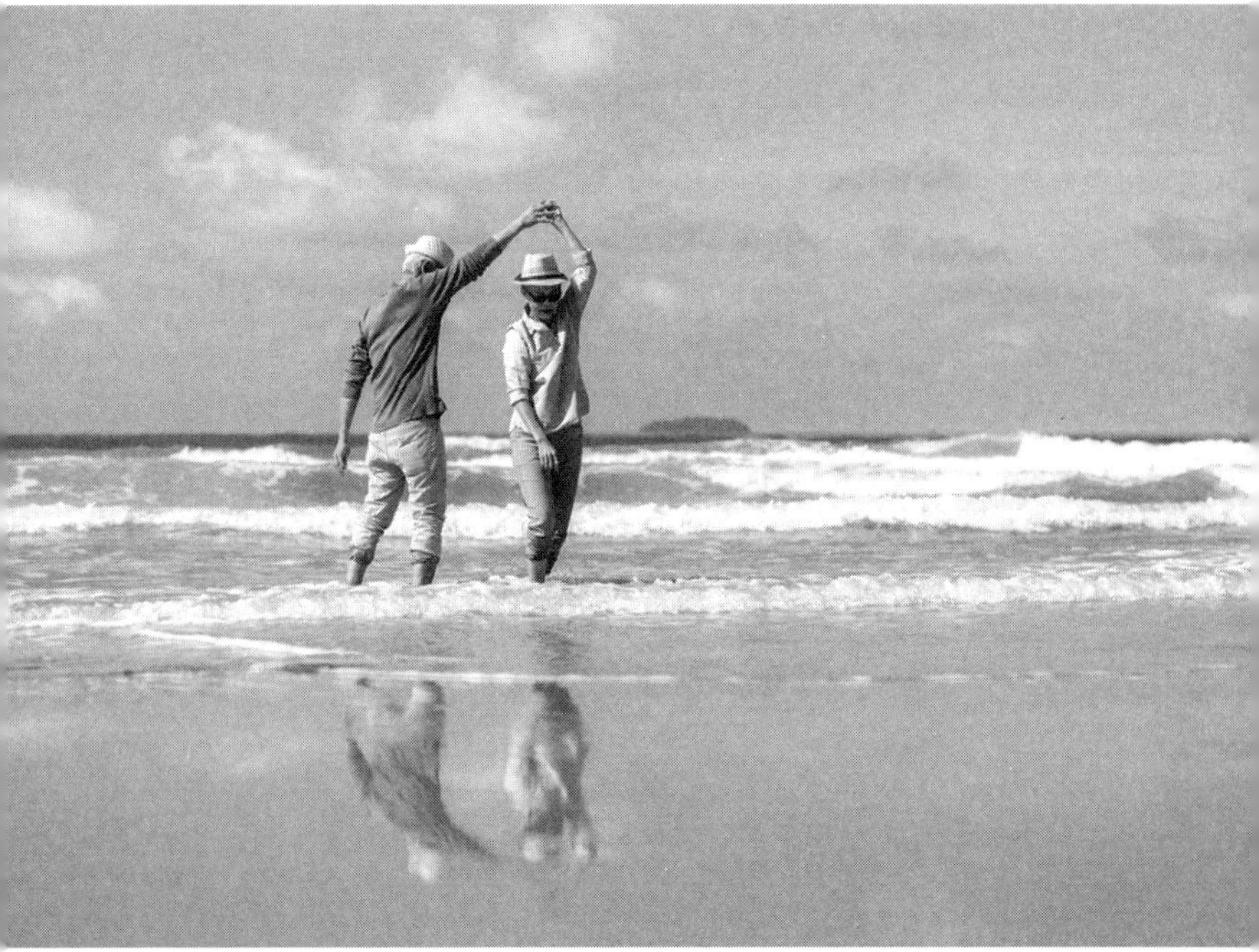

©Freebird7977 ／ BIGSTOCK

そもそも人間は何で死ぬのか？

まず、次ページのグラフを見てみよう。

これを見ると、次のような点に気がつく。

1. 循環器疾患、特に心臓病は最も恐ろしい病気であり、世界の死亡者数の3分の1程度を占めている。
2. いわゆる生活習慣病が死亡者の大半を占めていると見られる。
3. 新型コロナウイルスの死亡者数は、かなり少ないものであり、交通事故死の2日分を上回る程度である。また心臓病による死亡者のわずか4時間分にも満たない。
4. 死亡者数が多ければ多いほど、メディアが取り上げることが少なくなる！ メディアは戦争・テロ・自然災害・飛行機事故・新型コロナウイルスなどを報道するのは大好きだが、心臓病・癌・喫煙などには、見向きもしない。

■世界における死亡者の死因順位

死因	死亡者数 （人）
循環器疾患	17,790,000
癌	9,560,000
喫煙	7,000,000
脳卒中	5,528,232
呼吸器疾患	3,910,000
下気道感染（肺炎）	2,560,000
認知症	2,510,000
消化器疾患	2,380,000
新生児疾患	1,780,000
下痢	1,570,000
糖尿病	1,370,000
肝臓病	1,320,000
交通事故	1,240,000
腎臓病	1,230,000
二次喫煙	1,200,000
結核	1,180,000
HIV/AIDS	954,492
自殺	793,823
インフルエンザ	650,000
マラリア	619,827
殺人	405,346
パーキンソン病	340,639
溺死	295,210
髄膜炎	288,021
栄養失調	269,997
タンパク質エネルギー栄養障害	231,771
妊娠合併症	193,639
アルコール依存症	184,934
薬物依存症	166,613
戦争	129,720
肝炎	126,391
火事	120,632
毒死	120,371
凍死及び熱死	53,350
テロ	26,445
自然災害	9,603
飛行機事故	399
新型コロナウイルス	**88,538**

＊ WHO（世界保健機関）及び IHME（アメリカワシントン大学保健指標評価研究所）、世界の疾病負荷研究所（Global Burden of Disease:GBD）2017
新型コロナウイルスのデータは 2020 年 4 月 9 日現在。

5. また、新型コロナウイルスの死亡者数の大半が心臓病・癌・喫煙・糖尿病などの合併症によるものと思われるので、私たちが大きく心配すべきものは、単なるウイルス対策とは違うところにあるのではないかとも思う。

最も怖いのは、生活習慣病である。

報道で騒げば騒ぐものほど、実は問題が小さいことが多い！


このことをよく考えていただきたい。

死ぬ確率が最も高い病気は、結局新型コロナウイルスが発生する前と後で比較しても少しも変わってはいないのだ。

また、新型コロナウイルスで死亡したといわれている方々も、結局これらの生活習慣病を患っていなければ、新型コロナウイルスによって肺炎になり、死に至ることもほとんどなかったはずである。

新型コロナウイルスで亡くなった方々は、生活習慣病が持病である人が多い。

このように考えてみると、政府やメディアは騒ぐべきときには騒がないで、こういうときになると異常に騒ぎすぎるともいえよう。

あなたが摂取している毒物の本当の怖さ

いうまでもなく、毒物を摂取しながら健康を維持することは無理な相談である。

次の結果（病気・症状）をもたらしてしまうような毒物があったら、あなたはそれを自分から進んで摂取するだろうか？

1. 鼻癌
2. 鼻腔癌
3. 口腔《こうくう》癌
4. 喉頭《こうとう》癌
5. 咽頭《いんとう》癌
6. 中咽頭癌
7. 気管癌
8. 食道癌
9. 肺癌（非喫煙者の25倍の発生率）
10. 胃癌
11. 結腸癌
12. 肛門癌
13. 肝《かん》癌
14. 腎臓《じんぞう》癌
15. 尿管癌
16. 膵臓《すいぞう》癌
17. 子宮頸《しきゅうけい》癌
18. 卵巣《らんそう》癌
19. 膀胱《ぼうこう》癌
20. 皮膚癌
21. 急性骨髄性白血病
22. 慢性閉塞性肺疾患《まんせいへいそくせいはいしっかん》（COPD）（非喫煙者の13倍の発生率）
23. 心臓病（非喫煙者の4倍の発生率）
24. 心筋梗塞《しんきんこうそく》
25. 高血圧
26. 不整脈
27. HDL（善玉）コレステロールの減少
28. アテローム性動脈硬化
29. 血餅《けっぺい》
30. 動脈瘤《りゅう》

31. 末梢《まっしょう》血管疾患
32. 気管支炎
33. 肺気腫
34. 肺炎
35. 結核・肺結核
36. 喘息
37. 脳卒中（非喫煙者の4倍の発生率）
38. 糖尿病（非喫煙者の1・3〜1・4倍の発生率）
39. 失明
40. 白内障
41. 黄斑《おうはん》変性
42. 睡眠障害（非喫煙者の4倍の発生率）
43. 内臓脂肪の増加
44. インポテンス
45. 勃起不全
46. 性器疣贅《ゆうぜい》（非喫煙者の4倍の発生率）
47. 低受胎
48. 子宮外妊娠
49. 死産
50. 早産
51. 低出生体重児
52. 乳幼児突然死症候群
53. 口唇《こうしん》口蓋《こうがい》裂《れつ》
54. 骨の脆弱《ぜいじゃく》化《か》
55. 骨《こつ》粗《そ》鬆症《しょうしょう》
56. 骨盤骨折
57. 全身の骨折の発生率上昇
58. 皮膚のしわ
59. 皮膚の変色
60. 尋常性乾癬《かんせん》（非喫煙者の1・2〜1・6倍の発生率）

61. 歯石の増加
62. 歯周病（非喫煙者の6倍の発生率）
63. 白板症
64. インプラントの失敗
65. 脱毛（非喫煙者の2倍の発生率）
66. 男性の余命13・2年減少
67. 女性の余命14・5年減少
68. 大人の死の3分の1程度の原因になっている
69. 新型コロナウイルスが肺炎に発展する確率が著しく高まる！

そんな恐ろしい毒物があったら、自分から進んで摂取する人は誰もいないはずである。

しかし、日本人の17・8％もの人が自ら進んで、それも高いお金を払って、この毒物を毎日摂取しているのだ。

つまり、今日も2250万人もの日本人がこの毒物を摂取し、その害を受け、そして、他の病気で死ぬ確率を引き上げ、さらには新型コロナウイルスからの死の危険性を同時に高めているのである。

＊厚生労働省

その毒物とは、いうまでもなく、「タバコ」だ。

日本全国の病院では、すべての病棟で朝から晩まで、このタバコが引き起こす病気の対応に追われて忙しい。

それは、呼吸器内科、循環器内科、癌の外科、糖尿病内科、眼科、皮膚科、等々の専門を問わず、すべての診療科でそうなっているのだ。


タバコは社会をいちばん病気にさせている純然たる毒物なのだ。

病院は、ほとんどこのタバコによって発生する問題を生業にしているのが現状だ。


タバコは、皆さんが思っている以上に恐ろしい毒なのだ。

タバコの中には毒物と断定できる化学物質が約400種類も入っている。一服吸うごとに、その毒物を体内に取り込み、肺などに溜まり、その多くについては、身体から取り除く方法はない。

つまり、タバコの一服一服は、取り返しようのない害を人間の身体に与えているのだ。


タバコの一服一服は、身体にとって取り返しようのない害になっている。

禁煙をし、タバコを完全にやめれば、それだけで身体は回復に向かい、多くの病気の発生率は次第に低下していく。

そして、COVID-19やその他の病気で死ぬ確率を大きく下げていくことになる。

この新型コロナウイルスのパンデミックを生き抜くためには、喫煙者は、まず今日から禁煙するべきだ。

新型コロナウイルスで死にたくないなら、タバコをやめよう。同時に他の死因もたくさん避けられることになる。

新型コロナウイルスで死ぬのも結局タバコ⁉

普段、コンビニなどでタバコが販売されていても、政府は何も言わないし、メディアも騒がない。

私から見ると、何で人々はパニックを起こさないのか不思議である。先ほどのグラフ（141ページ）を見てもわかるように、喫煙と二次喫煙を合わせると、世界では毎年800万人以上もの人がタバコを原因とする病気で命を落としているのだ。

この800万という数字はどれほどのものなのか？

広島と長崎に落とされた原爆によって直接命を失った方々の数が、いちばん多いもので推定22万6000人といわれている。

となれば、喫煙によって発生する死亡者数は、その35倍であり、喩えとしてはあまり適切でないことは重々承知のうえでいうのだが、毎月2発の原爆が1年間落ちたとしても、タバコの害には遠く及ばないのである。

それなのに、タバコについては、政府は沈黙し、メディアは問題提起すらしない。そして、肝心の国民もパニックを起こしてはいない。

本来なら、タバコが販売されているのを見て、社会的パニックを起こすべきである。

タバコの煙の中には400以上もの有害物質が入っているとされており、周りに喫煙する人がいると、あなたがタバコを吸っていなくても、タバコの煙から害を受けることになる。

いわゆる二次喫煙による死亡者数は、年間約88万人と推定されている。

WHO（世界保健機関）の研究によると、世界でタバコを吸う人口は約10億人。そして、彼らがタバコを吸うことで、煙を発し、近くにいる約88万人の人たちを死に至らしめているのである。一種の殺人罪と考えるべきなのだろう。

だから、近くにいる人、近くで散歩している人、公園にいる人などに喫煙を絶対に許してはならないのだ。

しかし、二次喫煙だけではない！

三次喫煙も大問題だということをご存知だろうか？

タバコを吸う人が乗った車に乗る。その人がいた部屋に入る。

これだけでも、あなたの身体はダメージを受ける。

そして、なんとそれは、その人がその車や部屋でタバコを吸っていなくても起きてしまう現象なのである。タバコを吸う人の服や身体そのものが毒物になっているのだ！

エール大学の最近の研究によると、15年もの間、禁煙になっている映画館において、喫煙者の観客が入場すると、タバコに含まれている有害物質の空気中の濃度は高まっているのを測定できたという。そして、その観客が去った翌日になっても、その有害物質の濃度が高まったままになっていたという。

それはどのくらいの量かといえば、映画を観ている間、タバコを1～10本吸ったのと同じ程度の有害物質に晒されていることになるという。

やはり、日常生活において、どのような意識レベルの人と時間を過ごすのが大事であるかを考えないといけないし、家族の禁煙も強く要望しなければならない。

さて、タバコは、COVID-19とどういう関係があるのだろうか？

ここで、興味深いデータが出てくる。

それは、中国で、男性が女性よりも、64％も高い確率で新型コロナウイルスで死亡しているということである。

＊WHO（世界保健機関）／CCDC（中国疾病予防管理センター）

その理由は、何なのだろうか？

それは、中国では男性は女性よりも喫煙者が多いということに起因している。

２０１６年のデータで見れば、48・４％の男性が喫煙し、女性の喫煙率は、１・９％に過ぎない。ここで、死亡率にもっと大きな差が出ないのは、男性の半分が喫煙しているので、近くにいる女性たちも二次喫煙により、肺がそれなりのダメージを受けているためであろう。

また、前にも述べた通り、イタリアの死亡者の70％が男性であり、これも、イタリアでは、男性の喫煙率が女性の喫煙率を45％も上回るためだと思われる。タバコで肺に損傷を与えておきながら、呼吸器系の病気と戦うことはできない。

さっそく、禁煙しよう！　周りの人にも禁煙を要望しよう！
喫煙することは、新型コロナウイルスの死亡率を劇的に引き上げるのだ。

最も有害な生活習慣とは？

アメリカのクリーブランド（Cleveland Clinic）という、心臓病治療の名門病院が、15

年間もの歳月をかけて、対象者12万2007人（人の寿命に換算すると110万年分）ものデータを集めて研究したものがあるのだが、その研究結果は衝撃的なものだった。

それは、すべての死因との関連性で見ると、「運動しないことは、喫煙の3倍も有害だ」ということである！

さらに注目すべきは、運動する人と運動しない人とを比較すると、「多く運動する人々」の死亡率は「ほとんど運動をしない人々」の500％も下がると言うのだ。

＊Kyle Mandsager, MD1; Serge Harb, MD1; Paul Cremer, MD1; et al

こんな研究結果が出ているにもかかわらず、運動しない人の数は依然として多い。それを人々はそれほど気にしないし、メディアも騒がない。政府はこれといった策を打ち出してもいない。

タバコを吸う人がいることや、運動をしない人がいることで、人々の間でパニックが起こっても不思議ではない。

今回の新型コロナウイルスにせよ、平常時にせよ、あなたが死ぬかどうか、いつ死ぬか、死ぬときまでどのくらい健康で充実した人生を送ることができるのか、それらすべてはあなたの生活の習慣にかかっている。

言い換えれば、あなたは、かなり高い確率で、「自分の死をコントロールできる」ともいえる。

もう一度思い出してみよう。

実際に新型コロナウイルスに罹るかどうかは、肺感染に関してリスクの大きい人（糖尿病や高血圧などの持病のある人）であるかどうかと、吸い込むウイルスの量の2点にかかっている。

そして、この2点も結局のところ、自分の生活習慣の良し悪しによるところが大きいのだ。私たちは、被害者意識を捨てて、自分でできる「適切な生活のコントロール」を取り戻し、長くて、充実した、健康的な人生を手に入れよう。

このあとでは、いくつかの簡単な提言を通して、それを可能にするための手法をあなたに示していくつもりである。

新型コロナウイルスに罹るかどうかは、自分の生活習慣がかなり影響してくる。

解剖室からのメッセージ

その前に、もうひとつだけ伝えておきたい。

私は人体解剖に携わるとき、いつも思うことがある。

それは、亡くなられる方というのは、誰でもが「理由があって亡くなっている」ということである。

ひとつの遺体をよく見ると、人工弁・際立つほどの内臓脂肪・動脈硬化・癌・ヘルニア・人工関節・関節炎・肺の病気・膵炎《すいえん》……、このくらいの合併症を見かけることは珍しくない。そこで、患者が亡くなったときに、最終的に死因は何にしようかとなる。

結局、直近の死因が記録されるわけだが、それが直接の死因になったことはたまたまといっていい。

というのは、心臓病で亡くなっていなければ、近い将来に癌で亡くなっていたかもしれないのである。

また、いずれ近いうちに、その他の病気で命を落とすことになるのは明らかである。死因は法律上記録されるのだが、「死因は原因とは違う」のである。


死因は原因とは違う。


また、スタンフォード大学の疫学及び統計学教授のジョン・P・A・ヨハニディス氏がここでも大変興味深いことを指摘している。

2016〜2017年のインフルエンザの季節に亡くなられた高齢者57人の解剖を行ってみたところ、18％にインフルエンザのウイルスが発見されたのに対して、それ以外の呼吸器系のウイルスは47％の遺体に発見されている。

つまり、呼吸器を襲う病原体によって死亡する患者は、多くの場合、複数のウイルス及びバクテリアに感染しており、COVID-19の検査で陽性だからといって、COVID-19がその方の死因だとは断定できない。

COVID-19の検査で陽性だからといって、COVID-19は死因だと断定できない。

結局は合併症！

人間が亡くなる原因は、ほとんどの場合、よろしくない生活の習慣にある。運動をしない、喫煙する、アルコールを飲む、加工食品を摂る、甘味料を摂取する、トランス脂肪酸を摂取するなどである。これらが死を招いた本当の「死因」なのである。

今回の新型コロナウイルスも、やはりそれらと同じというべきだろう。

心臓病の患者、癌患者、糖尿病の患者、高血圧の患者、肥満の患者などが新型ウイルスに罹ると、免疫力が弱っているために肺炎に発展し、そして闘病する力もなくなり、亡くなっていく。でもそのとき、「死因は新型コロナウイルス」と発表されるのだ。

＊イタリアのCOVID-19の死亡者は、平均して2〜3の持病をすでに患っている方々であるというデータ（73ページ参照）をここで思い出そう。

新型コロナウイルスは、死亡した近因には違いないが、原因ではない。原因は、糖尿病や高血圧などの病気を発生させた生活様式にあるのだ。もちろん亡くなった方は気の毒だし、遺族にはお悔やみを申し上げるしかない。

しかし、ほとんどの場合、亡くなった本人にも大きな責任があり、また、正しい生活習慣に高い優先順位をつけず、それを教えてこなかった国や学校にも責任があるといえるだろう。結局のところ、持病の合併症というべきであり、その生活習慣病である持病がなければ、今でも生きている人が多いはずである。

自分の人生の責任を取り戻そう。

「生死の崖っぷち」に立つな！

ある会社が、トラックの運転手を募集していた。そして、複数の候補者が面接にやってきた。

最初の候補者は、自分の運転の腕を自慢した。

「私は、凄く腕がいいよ。急カーブがある山道でも、スピードを落とさずに、崖っぷちギリギリのところを走ることができるよ！」。

次の候補者が面接の部屋に入り、もっと自分の運転技術をアピールする。

「私は同じ山道でも、スピードを落とさずに、タイヤの半分が崖の端から出ている状態でも、トラックを走らせることができるよ！」。

3人目の運転手候補は、次のように言った。

「私は運転の腕がいいよ。山道を走るとき、崖からできるだけ離れてトラックを走らせるようにしているよ」。

いうまでもなく、採用されたのは3人目の運転手である。

人生はこの山道と同じである。崖の端を走行するのはできる限り避けたほうがいいに決まっている。

しかし、ほとんどの人は、不健康な生活を送りながら、病気になるかならないかのギリギリのところで「度胸試し」をやっているように私には見える。

こんなバカな度胸試しには何の意味もない。皆さんは、できるだけ生死の崖っぷちから離れて、健康的な生活を送るようにしよう。そうすれば、今回の新型コロナウイルスのような騒動が起こったとしても、それほど心配することもないのだ。
そして、現代人のほとんどの死因である生活習慣病を避けて、100歳を超える長寿で幸せな人生を全うできるはずである。

人生という山道においては、不健康な生活という崖っぷちではなく、できる限り健康という安全な道を行こう。

生活習慣病に効く万能薬

さて、本当の万能薬があったら、あなたはその薬を飲むだろうか？
その万能薬は苦くもなく、飲めば飲むほど美味しくなる薬だったらどうだろうか？
そのような薬を入手するためには、どれほどのお金を払ってもいいと思うだろうか？

私が「その万能薬をただで差し上げますよ」と言ったら、あなたは私に対して、どれほど感謝をするだろうか?

その薬には、以下のような効能がある。

- 免疫を向上させ、風邪、インフルエンザ、その他のウイルス感染を減少させる。
- 心臓病をなくす。
- 癌の発生率を85%も低下させる。
- ホルモンの感受性を向上させ、糖尿病を予防する。
- 血圧を低下させる。
- 体脂肪率を著しく低下させ、メタボリック症候群の発症を抑える。
- ホルモンの分泌を抑え、諸悪の根源ともいえる炎症を抑える。
- タンパク質のリザーブ向上により、病気や事故からの回復力を向上させる。
- 生活の中での事故を予防する。
- 赤血球の増加により、全身の肉体機能を大きく改善させる。

●肺活量を増加させる。
●悪玉コレステロールを減少させる。
●呼吸力を高める。
●静止脈を低下させ、酸素吸収能力を高め、スポーツ能力を向上させる。
●骨密度を向上させ、骨粗《こつそ》鬆症《しょうしょう》を予防する。
●血流改善により、機能を高める。
●ストレスを減少させる。
●睡眠を改善させる。
●コラーゲンの分泌向上により、皮膚の質を良くする。
●日常生活におけるエネルギーを高める。
●骨の整合性を改善し、姿勢が良くなる。
●バランスが改善され、転ぶことがなくなる。
●柔軟性が改善され、身体が楽になる。
●余命が大きく延長され、生きている質も良くなる。
●活動の範囲が拡大し、人生が楽しくなる。

- 自信が向上し、成功の確率が大きく高まる。
- セックスの質を大きく改善させる。
- 幸福感が生まれる。

そんな魔法のような薬があったら、飲まない人はいないはずだ。誰もがどんな代償を払ってでも、飲みたいと思うに違いない。

しかも、その薬は実在し、無料であり、薬局に行かなくても、今すぐあなたの手に入る。

そして、これからその薬を週3〜5回服用するだけで、先ほど挙げたベネフィットをすべて入手できるのだ。

私は、医師として、本書の中で、その処方箋を書いてあげよう。

その魔法の薬というのは、「運動」なのである。

運動は、魔法の万能薬。

週3回の運動をせよ！

運動しないことは、喫煙の3倍も有害であり、身体に致命的なダメージを与える。そして、運動をすることは、「万能薬」と呼ばれるくらい、私たちの身体に良い影響を与える。

週3〜5回の無理のない運動をするだけで、生活習慣病のほとんどを予防することができるし、生活の中での事故も減るし、病気や怪我の回復力も高まるし、エネルギーが上がるし、生活が楽しくなる。それには、どのような運動をすればいいのだろうか？

私は、あなたに2つの運動を勧めたい。

これだけでも、あなたの健康を維持するための最低限の服用量になるはずだ。

ひとつは「有酸素運動」であり、もうひとつは、「筋トレ」である。

有酸素運動は、週3〜5回必要であり、筋トレは週1〜2回で足りる。

「有酸素運動」と「筋トレ」の双方が必要である。

この2つは、老若男女を問わず、誰にでも有効である。健康を維持し、病気を防ぎ、回復力を身につけるために、この2つはどうしても必要なものなのだ。だから、理由があって医師からストップがかかっている人を除き、すべての人が有酸素の運動と筋トレをすべきだろう。

ドクターストップがかかっていない限り、老若男女を問わず、すべての人がこの運動プログラムを実施すべきである。有酸素運動は、週3～5回、筋トレは、週1～2回が目安である。

それほど重要であり、この簡単で快適な習慣を身につけることは、他のどんなことよりも、人の健康を改善し、医療費を激減させ、そして病気による死を減らしていく。これは、まさに死なないための習慣なのだ。有酸素運動と筋トレは同じ日にやってもいいので、結局週3回の運動になる。

心臓が教えてくれる

まず、有酸素運動について説明していこう。

これは最も大切な運動であり、私たちの身体のすべてのシステムに劇的な変化をもたらすものである。

ここで、理解していただきたいのは、有酸素運動とは、運動の形でも手法でもない。有酸素運動とは、運動の負荷を指した表現であり、運動しているときに何を燃料にしているかを指す表現なのである。

有酸素運動とは、「形ではなく、負荷」である。

人間の身体はエネルギー源として、主に3つの物質を利用している。それは、筋肉を動かす重要な貯蔵物質であるクレアチンリン酸、ブドウ糖（糖質）、そして遊離脂肪酸（脂肪）である。

簡単にいえば、50メートルから100メートルの距離でダッシュをするときは、この「クレアチンリン酸」が主なエネルギー源になる。

100メートルから400メートル走になると、エネルギー源は「糖質」に代わる。それを超える長距離走の場合は、「脂肪」を燃焼させながら走ることになる。

別の言い方をすれば、8~10秒運動を続けるならば、クレアチンリン酸の分解で間に合い、10~120秒運動を維持できるペースならば糖質で間に合う。2分以上の運動を持続させるためには、身体が脂肪を燃焼させる必要があるということだ。

クレアチンリン酸や糖質を燃焼させるために、酸素は要らない。しかし、脂肪を燃焼させるためには、大量の酸素が必要になる。したがって、この脂肪を燃焼させる運動を「有酸素運動」と呼び、それ以外の運動を「無酸素運動」と呼ぶようにしている。

この脂肪を燃焼させる運動をすることで、身体のすべてが変わる。

実をいうと、先ほど挙げたベネフィットのほとんどが、この有酸素運動の結果といえるのだ。

有酸素運動は、脂肪を燃やす運動であり、2分間以上維持できるような運動である。

歩くだけではダメ？

さて、具体的にどのようにすればいいのだろうか？

多くの方々によく聞かれる質問がある。

「歩くだけではダメ？」


申し訳ないが、この質問には、簡単には答えられない。

もちろん、まったく運動しないよりも、歩いたほうがいいに決まっている。

しかし、本当に身体のシステムを激変させる良い有酸素運動になるかどうかは、今のあなたの身体の状態を知っていないとアドバイスができないのだ。

その身体の状態を正確に伝えてくれるのが、心臓である！

ある一定の脈拍ゾーンに入ると、奇跡が起こり、身体の各システムは、その負荷に応えるために以下のような進化し始めるのだ。

●より多くの酸素を取り入れ、より多くの二酸化炭素を排出するようになる。
●赤血球の数が増え、より多くの酸素を運ぶようになる。
●脂肪を燃やす酵素が生成される。
●心臓が強くなる。
●脈の変動性が高まり、より正確に運動の負荷に対応できるようになる。
●よりハードに、速いペースで運動をしていても、糖質を燃やさず、そのハードなペースを長時間維持できるようになる。
●骨の密度が高まる。

このように、ありとあらゆる側面で、身体の構造が変わってしまうのだ。
ただ、これはそのゾーンの脈拍を上げて、それを維持できるかどうかにかかっている。

歩くことは、運動しないよりははるかにマシである。しかし、十分な運動であるかどうかは、脈拍を測らないとわからない。

フィリップ・マフェトン氏は「マフェトン理論」と呼ばれるこの手法を使って、長距離スポーツのチャンピオンを次から次へと生み出した。

人生そのものを長距離戦とみた場合、できることなら、私たちもこの手法を使って人生のチャンピオンになりたいものである。

ここで、彼のメソッドを紹介しよう。それは、ゾーンに入ることであり、そのゾーンの中で運動することである。

さて、フィリップ・マフェトン氏の言うそのゾーンを維持するには、どれくらいの脈拍を目指せばいいのだろうか？

まず、180から自分の年齢を差し引いてみよう。これが脈拍の上限になる。これより上げて、ハードな運動をすると、身体は糖質を燃やし始めるので、効果は低くなる。

次は、170から自分の年齢を差し引いてみよう。これが脈拍の下限になる。

これ以上ゆっくりとした運動をしても、身体のシステムの大きな変化は期待できない。

65歳を超えていて、この数字が低すぎるようであれば、右記の数字に10まで足してもよい。

この運動をするためには、ハートレートモニター(脈拍計。ポラール社のものがおすすめ)が適している。個人的に、実験データを確認した限り、正確に脈拍を計るのに優れている。

ハートレートモニターを着用し、
上限180ー自分の年齢、
下限170ー自分の年齢
の脈拍で運動しよう。
(65歳以上の場合、上記の数字に10まで足してもよい)

注文したハートレートモニターが届くまでに少し時間がかかるかもしれないが、今日からさっそく運動をスタートしてほしい。外を眺めて、ジョギングやサイクリングなど、楽しく運動しているあなたの姿を私は早く見たい。

家に閉じこもっていることは、新型コロナウイルスから自分を隔離しているだけで、あなたの健康を守っているわけではない。だから、発症している可能性のある人からは一定の距離を保ちながらも、あなたには積極的に屋外に出て、新鮮な空気を吸い、そして、運動をしてほしい。

ハートレートモニターが手元にないときには、どういう目安で運動をすればいいのだろうか？

その場合は、「自分の呼吸」の状態から判断する。

運動して呼吸がかなり深くなっている、けれどまだやろうと思えば、人と会話をするくらいはできる」。

このレベルがあなたに適したゾーンといえるだろう。

ハートレートモニターで正確に測りながら運動するのと比べると、身体の改善スピードはだいぶ落ちるが、それでもこのやり方での運動は十分に有意義なものになるはずである。

ゾーンに入っている場合、呼吸は深いが、息切れはしていないはずである。

もう一度言うが、運動の形は問わない。運動のレベルを問うのだ。

そして、その運動のレベルは、毎日のあなたの調子で変わってくる。

外の気温でも違ってくる。身体の成長によっても違ってくる。

走ることは健康にも精神的にも良いことだ。

走るだけでなく、自転車に乗っても、ロウイングをしても、ダンスをしても、脈を上げて、このゾーンを維持できれば、それでいいのだ。


有酸素運動とは、運動の方法ではなく、運動の負荷である。ジョギング、自転車、ロウイング、ダンスなど、運動の形は問わない。


では、運動時間はどのくらいがいいのか？

身体の変化を最大限に引き起こすためには、1回当たり30～45分が最適であり、少なくとも週に3回は必要である。

1週間に1時間半の有酸素運動をするだけで、あなたは自分の人生を大きく変えることができる。つまりあなたの命を守ることができるのだ。

まさに運動は「魔法の薬」といえるだろう。

筋トレも必須項目

もうひとつの運動は、「筋トレ」である。やはり老若男女を問わず、大切なものだ。これは、誰でもどこでも（家の中でも）簡単にできる。

筋トレは、週1〜2回ほどのペースでよい。ただし、欠かさずにやることが大切だ。筋トレを続けることにより、成長ホルモンが分泌され、若さを保ち、必要な筋肉を維持することができる。そして、病気や怪我をしたときの回復力が保てるのである。

病気や怪我をした場合、それを修復するために、身体はタンパク質を必要とする。タンパク質をアミノ酸に分解し、それを原材料として利用して、新たなタンパク質を作り、修復の作業を行う。そして筋肉が、このタンパク質の溜池・貯水池になっている。しかし、最低限の筋肉を保てていなければ、闘病や回復が難しくなる。筋肉量が落ちていることは、高齢者の回復力が落ちてしまう大きな理由のひとつだと思われる。

本書は、ウエイトトレーニングの専門書ではないし、アスリートやスポーツ選手に指導するものでもない。一般人に、最低限の服用を進める処方箋である。

ここに示した5つの種目だけをやるようにしよう。

1 腕で押す（腕立て伏せ、5～100回）↓177ページ
2 腹筋（プランク、30～60秒）↓180ページ
3 足で押す（スクワット、50～100回）↓181ページ
4 腕で引く（懸垂、水平の場合は50～100回、垂直の場合は8～20回）↓182ページ
5 全身（50～100メートルの全速ダッシュ、3～5回）↓181ページ
または、デッドリフト↓173ページ

筋トレは、5項目をしよう。腕で押す、腕で引く、足で押す、腹筋、全身。

ここで、ひとつのやり方を提案はするが、他の方法で工夫してもかまわない。

次に、やり方を説明しよう。

初級編《腕立て伏せ》

これは誰もがよく知っている運動だろう。

うつ伏せになり、身体を板のように真っ直ぐに保つ。次に手の平を床につけて、自分の身体を持ち上げ、またゆっくりと床まで下げていく。

これで1回である。

なかにはこれさえできないという人もいるだろう。

正しいフォームを保って、綺麗にできなければ、もっと簡単なバージョンでやってもいい。

膝を床につけて練習すればいいのだ。

そして、力がある程度ついてから、膝を床から上げたバージョンに切り替えるようにしよう。

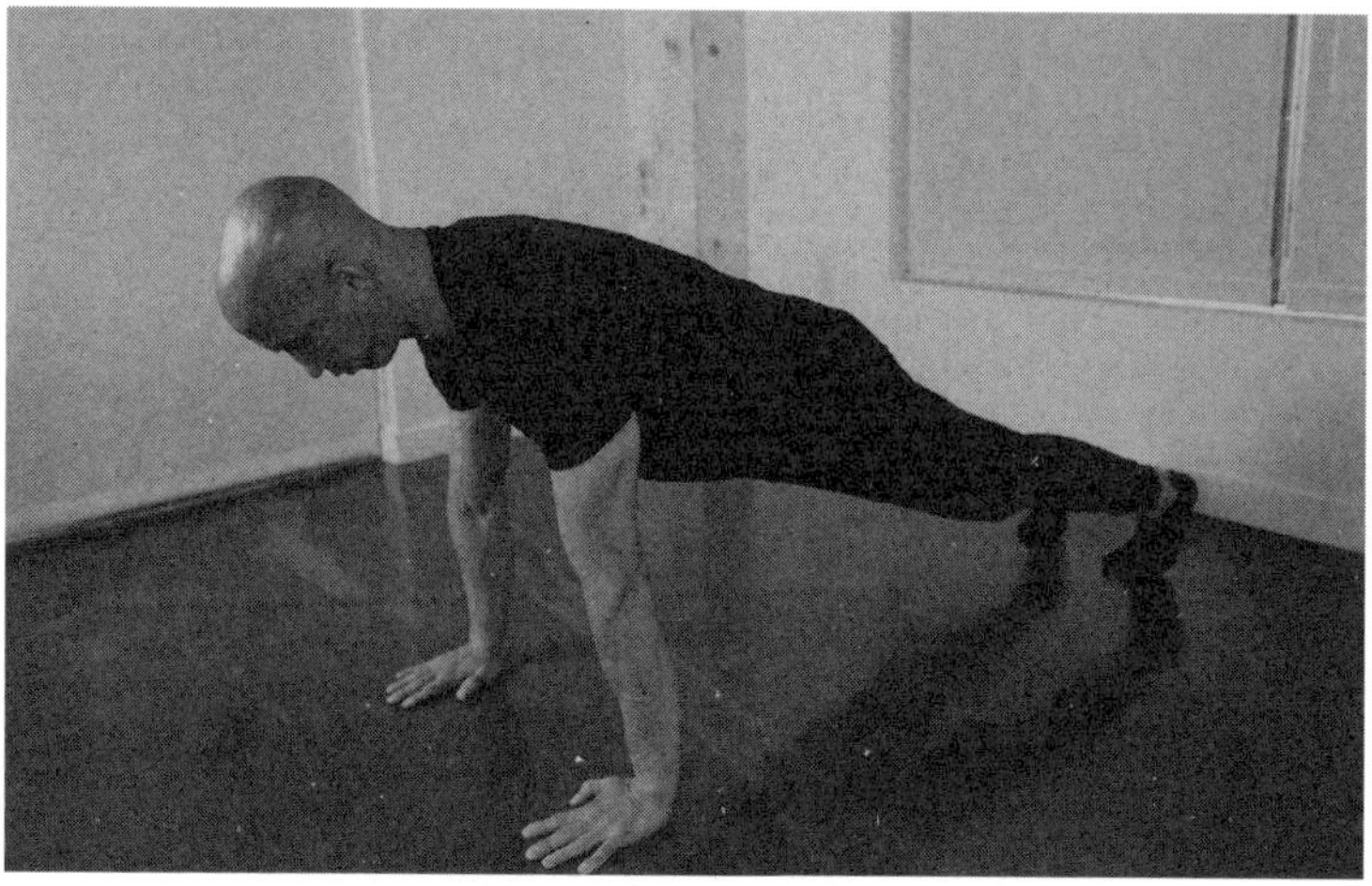

正しい腕立て伏せは、身体を板のように真っ直ぐに保って、腕が伸びきった状態からスタートする。

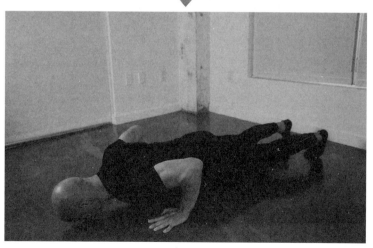

胸が床につくところまでゆっくり下ろす。そして、スタートのポジションまで押し上げる。

それも無理なら、立ったままで手を壁に当ててやればいい。

逆に簡単すぎると感じた人は、お尻を上げて、身体を逆さまのVの字にして、練習してもいい。

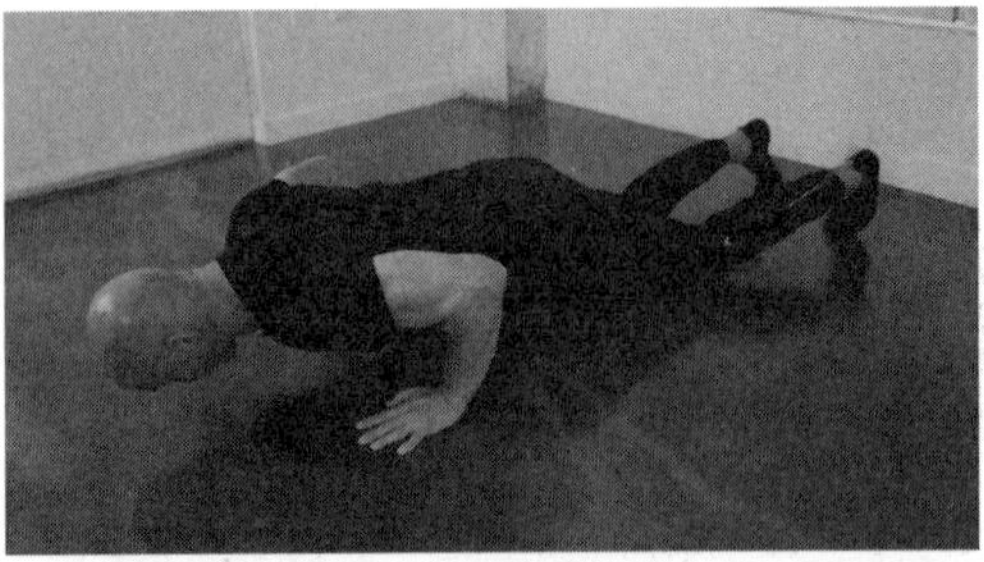

もっと簡単にするために、膝を床につけていってもよい。

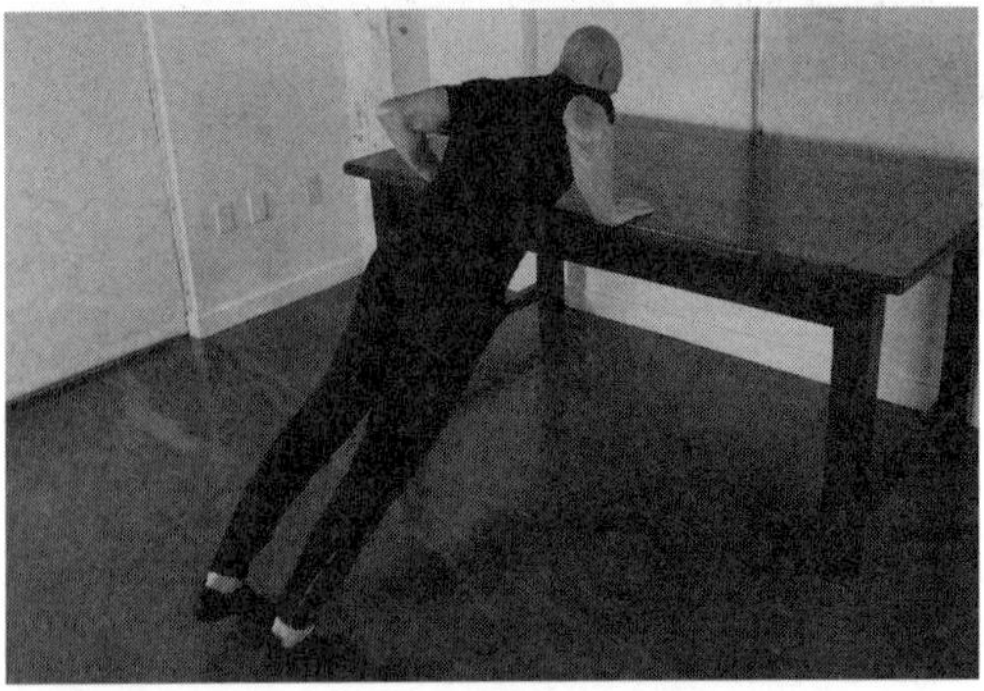

立ったまま、壁やテーブルなどに向かってもよい。そうすれば、誰でも行うことができるはずである。

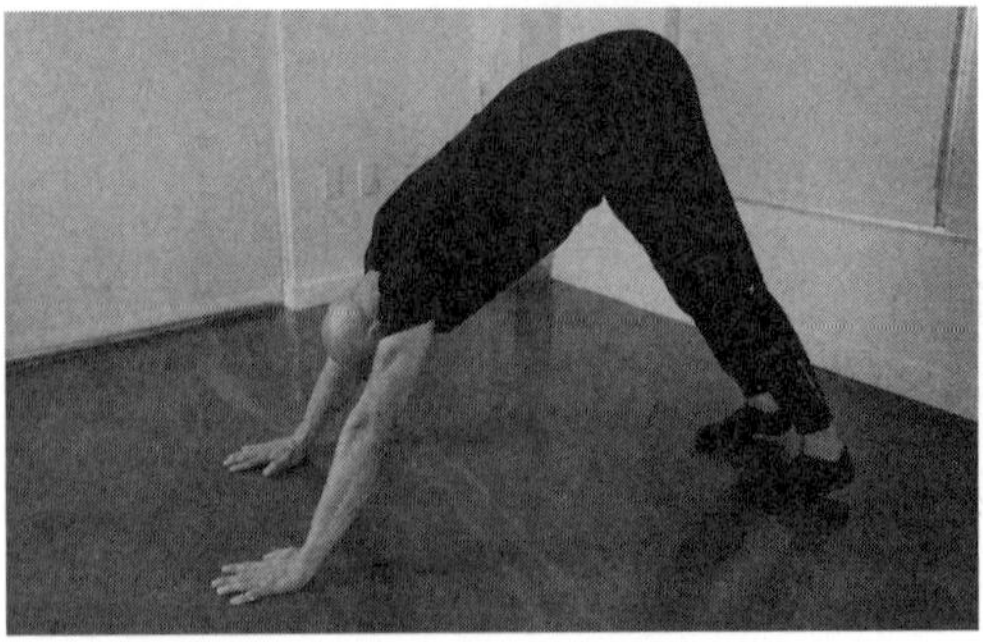

腕立て伏せをもっと難しくさせるために、急角度をつける。

初級編《腹筋》

普通の腹筋運動で鍛えてもかまわないが、コアの筋肉というのは、主に身体を安定させる筋肉であり、余計な動きを制御するためにあるので、プランクをお勧めしている。

初級編《プランク》

うつ伏せになり、腕立て伏せと同じく身体を板（プランク）のように真っ直ぐな状態にして、肘と前腕を床につける。そして、この真っ直ぐな状態を保つだけでよい。このときお尻を上げたり、背中を床に向けて反ったりしないようにしよう。

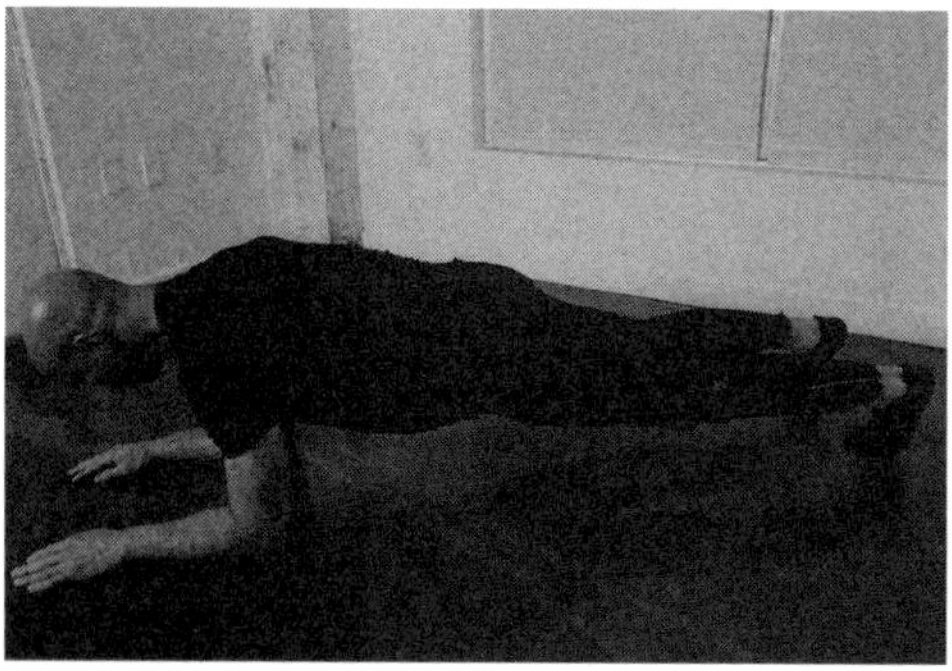

プランクという運動は、体を板のように真っ直ぐの状態にして、前腕を床に付けて、その状態を保つだけでよい。特に背中が曲がらないように注意しよう。

中級編《**スクワット**》

スクワットは下半身の運動になる。

足を肩幅に開く。このとき足を若干外向けにする。膝と足が同じ方向に向いていることを確認したら、上半身はできる限り前屈みにならないようにして、お尻を膝よりも下の位置まで下ろし、また立ち上がる。ここでは、膝が内側に倒れないようにすることが大事である。

中級編《**全速ダッシュ**》

50～100メートルの全速ダッシュは究極の筋トレのひとつであり、身体に大きな負荷をかけ、身体が強くなることを促す。

道路などでやるのは危険なので、できるだけ芝生やトラック、あるいは整備されている公園でやるのがいいだろう。

ただし、これをやるのは、1セット当たり5回まで

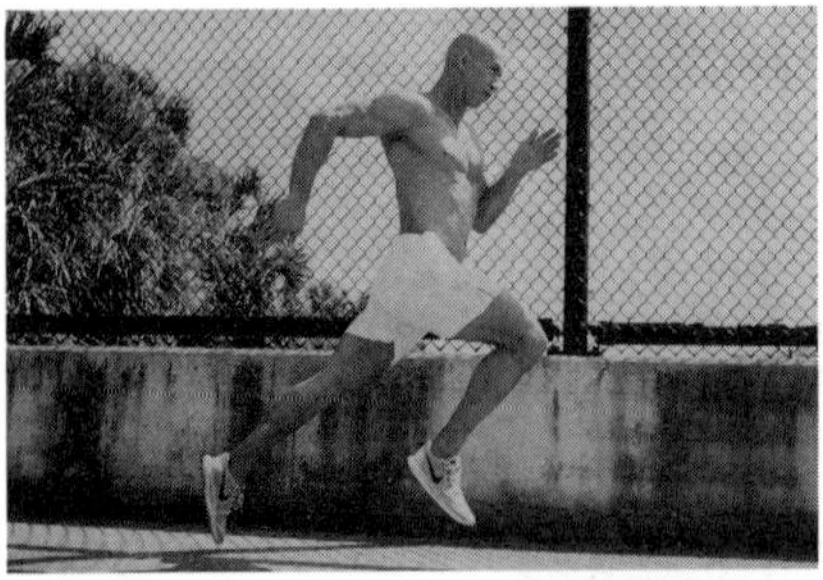

全速ダッシュが最も優れた全身の運動といえる。ちゃんとしたランニングシューズを履いて、できる限り、下が土、芝生、ランニングトラックなどの場所がよい。3～5回だけでも十分な回数である。

にすること。

1週間に1トレーニングセッション×3セットを全力で走るだけでも、大きな身体の変化が得られるはずである。

上級編《**懸垂**》

懸垂棒からぶら下がり、顎《あご》が棒の上にくるまで、自分の身体を引き上げ、そこからまたゆっくり下ろす。

懸垂棒がなかったり、負荷が強くて難しい場合、机などを活用した逆腕立て伏せ（下部写真参照）や、公園の鉄棒やドアの縁（またはドアノブ）など、掴める場所を利用し、立ったまま身体を引き寄せたり離したりする運動でも一定の効果があるだろう。

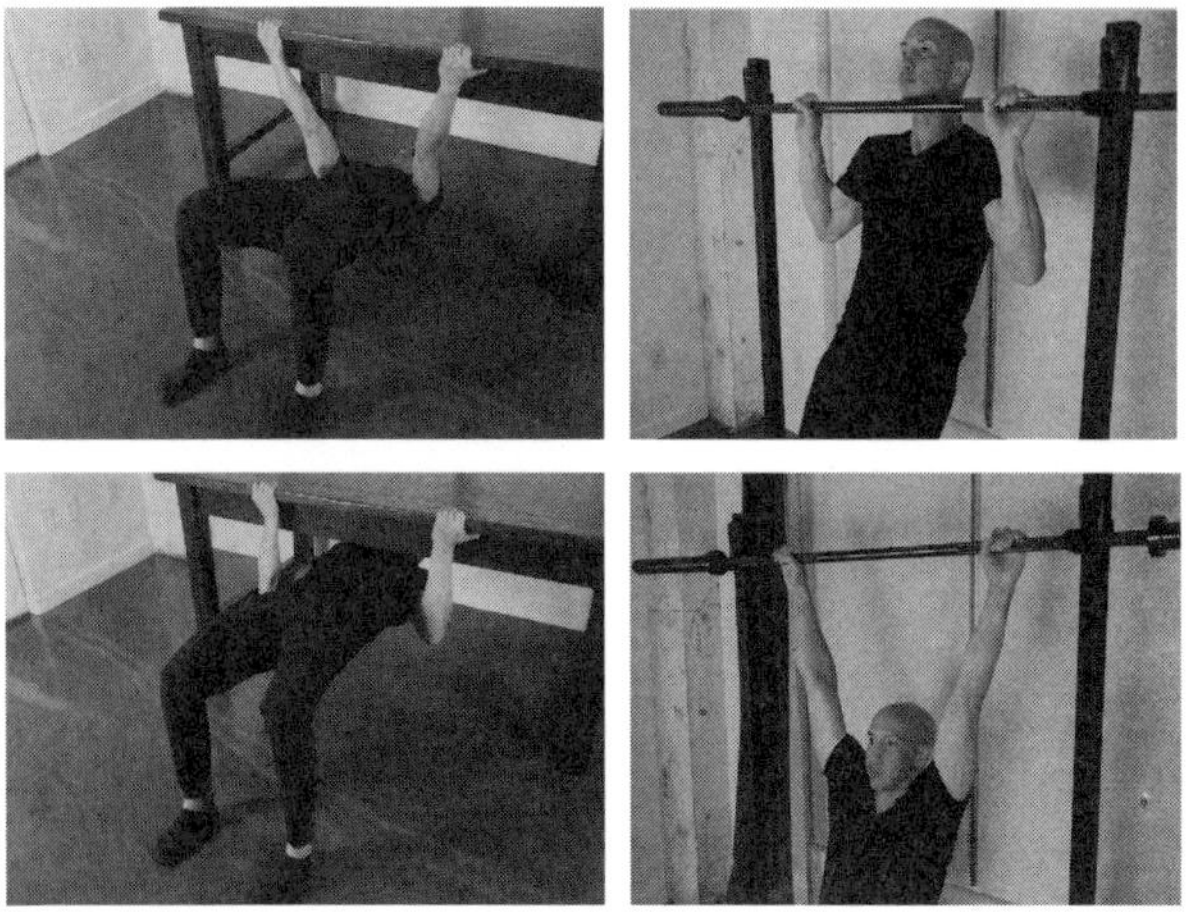

懸垂では、懸垂棒からぶら下がって、自分の顎を棒の上にくるまで引き上げて、また腕が伸びきった状態までゆっくり下ろしていく。

トレーニングジムに通って運動したいという方には、デッドリフトをお勧めしたい。

上級編《デッドリフト》

デッドリフトは、重いものを床から持ち上げる運動である。もしそれができないようであったら、軽めのものから始め、トレーニングをすることにより自分の体重と同じくらいの重量は持ち上げられるレベルはクリアしたいものだ。トレーニングを重ねるうちに自分の体重の2倍の重さを持ち上げることができるようになるかもしれない。そうなったら、あなたはかなり強い身体になったといえよう。

なお、重いものを持ち上げるときはフォーム（身体の形）が大切になるので、ジムのトレーナーにしっかり指導してもらうようにしよう。

このデッドリフトは、他のどの運動よりも、多くの成長ホルモンを分泌させ、身体を全体的に強くしてくれるものだ。

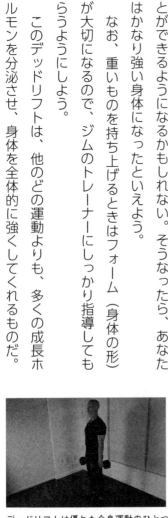

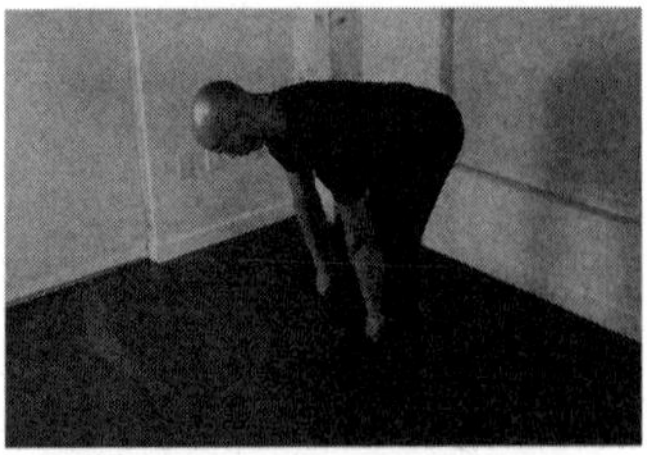

デッドリフトは優れた全身運動のひとつ。重いものを床から持ち上げるだけである。この場合、背中を丸めないように特に注意しよう。そして、重いものを持つことになるので、最初は必ずジムのトレーナーから、正しいフォームを教えてもらうようにしよう。

写真提供：Mark Lauren/ ベストセラー『You Are Your Own Gym』及びオンラインのフィットネスプログラム「Mark Lauren On Demand」MarkLauren.Com

上級編　**《ウエイトトレーニング》**

ウエイトを使っての筋トレを行う場合は、1セット5回、1日5セットできる重さでやるようにしよう。

1トレーニングセッションで、5セットに分けて、合計25回上げられるようになったら、次回は重さを引き上げる。これを続けることで身体の強さは増進し、怪我も少なくなり、また無駄に筋肉量を増やすことなく運動できるようになるだろう。

ウエイトトレーニングをする場合、1セット5回、1トレーニングセッションで5セットをギリギリできる重さが望ましい。

週に3～5回の有酸素運動を30～45分間行うようにし、週に1～2回の筋トレをする。たいして時間もかからないし、それほどきつい運動でもない。きついと感じるどころか、かえって身体が軽くなりだんだんと気持ちよくなるはずである。

これ以上にあなたの人生を激変させる習慣はないだろう。

カロリー栄養学は意味がない！

食事の献立を決めるとき、カロリーについて考えることが多いだろう。しかし、これはまったく的を外した考えである。

栄養に関する会議において、「カロリーバランス＝カロリーの摂取とカロリーの消費」に関するセッションが開催されるとき、その主催者は決まって加工食品メーカーや飲料メーカーだ。

カロリー栄養学を推し進めるのは、加工食品メーカーだけだ。

本書では、一般に広まっているカロリー栄養学の誤解を解き、より正しく、あなたの健康を支える食生活を提案していこうと思う。

まず、最初に申し上げよう。

科学的にいえば、カロリーという概念はほぼ無意味である！

例えば、ここにAという食べ物とBという食べ物がある。

どちらも同じ500カロリーで、Aを食べるのと、Bを食べるのと、同じだけ太るだろうか？　当然答えは「ノー」である。それはなぜだろうか？

答えを発表する前に、そもそもカロリーとは何なのかを考えてみよう。

カロリーとは、「熱量の単位」である。

1キロカロリー（通常、私たちはこれを1カロリーと呼んでいる）は、どのくらいの熱量なのだろうか？

それは、「1リットルの水を1℃高めるのに必要な熱の量」である。

カロリーは熱量の単位である。

では、食料（食品）に含まれるカロリーの量をどのようにして測るのだろうか？

食料（食品）のカロリーを測る場合は、専門の検査機関に食料（食品）を送り、カロリー測定してもらう。検査機関では、送られてきた食料（食品）を熱量計と呼ばれる装置の中に入れて火で燃やし、そこから発生した熱で水を温めて、そのときの温度の変化を温度計で測るのである。なんと、カロリー測定は、食料（食品）を実際に火で燃やして行われているのだ。

カロリー測定は物質を燃やすことで行う。


そこで、聞いておこう。

あなたの身体の中に、いったい「燃えている火」はあるのだろうか？

当然ない。

私たちの身体には、「燃えている火」などはない。食べ物を燃やしていないのだから当然である。

私たちの身体は、食料を燃やすのではなく、酵素などを使い、食べ物を化学分解している。

そして、化学分解のプロセスの過程で、膨大なエネルギーを利用している。消化にエネルギーが利用されるから、それは本来食べ物に含まれるカロリー数から差し引かないと意味がないということになる。

食品メーカーは、あなたに間違った認識を持ってほしいのだろう。

メーカーの作っている食品は、自然界が与えてくれたのと同等なカロリー数を持っている食品以上に人を太らせることはないのだ。

しかし、こういう考え方自体まったく間違っている。

砂糖などを分解するためには、それほど大きなエネルギーを必要としない。

それに対して、肉などを分解するためには、大きなエネルギーが必要になる。

したがって、カロリー数が一緒の食料でも、同じだけ太ることはないのである。

このことからもわかるように、食べ物を消化するために利用されるものは「産熱効果」であって、カロリーという概念は私たちにとってまったく無意味なものなのである。

食べ物を消化するために利用されるエネルギーを差し引かないと意味がない。

そこで、産熱効果を考慮して、さらには消化に必要なエネルギーを差し引いたうえで、先ほど例に挙げた、同じ500カロリーのA、Bという食べ物を2人の人が食べたとしよう。この2人は同じだけ太るだろうか？

いうまでもないが、答えは「ノー」である。

なぜだろうか？

それは、食べ物はすべて吸収されるとは限らないからである。

私たちが食べる物の一部は消化されずに、そのままお通じ（排泄物）で体外に出されるからだ。

そのお通じに火をつけたら燃えるだろうか？

もちろん燃える。

排泄物を主なエネルギー源にしている国も世界にはあるのだ。

だから、カロリーに拘り、カロリー量を測るというのであれば、このケースでは腸から吸収されない分を差し引かないといけないのだ。そうしないと、カロリーは平等にはならないのだから。

口に入れたからといって、吸収されるとは限らない。吸収されない分もカロリーから差し引くことになる。

そして、この吸収されない、最大の物が「食物繊維」なのである。

食物繊維とは？

それでは食物繊維とは何だろうか？

それは、人間の腸から吸収されない炭水化物のことである。

ここで、前に説明した話（32ページ参照）を思い出してもらおう。

植物は二酸化炭素（CO_2）を空気から吸収し、光合成のプロセスで、それを分解し、酸素（O_2）を空気に戻す。地中からは根を使って水（H_2O）を吸い上げ、その水（H_2O）と炭素（C）を結合させてCH_2Oを作り出す。

これが炭水化物だ。

したがって、炭水化物とは、植物のすべてを指すものである。炭水化物は米などの穀類だけを指すものではないのだ。炭水化物とは、糖質であり、植物と同意語なのである。


食物繊維とは、腸から吸収されない炭水化物のこと。

すべての植物は炭水化物である。

炭水化物と糖質は同意語である。


このCH_2Oの粒子は、どの形を取るかによって、さまざまな糖質になる。

私たちが直接エネルギー源にするブドウ糖だったり、果糖だったり、乳糖だったりする。

そして、人間の身体にはこれを分解する酵素があり、糖質を消化し、エネルギー源にする。

しかし、セルロースなど、人間には分解できない炭水化物・糖質もあり、それらを私たちは食物繊維と呼んでいる。

だから、先ほどの計算では、この食物繊維をカロリー数から差し引かないと、そこで示すカロリー数は意味を持たないことになるのだ。

ここまで読めば、カロリー数という概念が、どれほど私たちの健康とは無縁なものであるかがわかるだろう。

カロリーという概念は、健康の話と無縁なのである。

大事なのは、ホルモンの分泌

しかし、話はこれで終わりではない。

消化に必要なエネルギー（産熱効果）を差し引き、吸収されない分を勘案し、それを除いたAとBという食べ物を500カロリーずつ用意する。そのAとBを2人の人が食べると2人は同じように太るだろうか？

答えは、またまた「ノー」である！

なぜか？

それは、あなたの身体は、取り入れた食べ物から脂肪だけを作るわけではないからである。身体は、筋肉、筋肉の中に貯蔵される糖質に当たるグリコーゲン、血液、骨などを作っているのだ。

では、身体に取り入れた食べ物から何を作り上げるのかを決定させるものは何なのか？

それを語ることなしにダイエットを語ることは、科学的にいえばナンセンスという他ない。

身体の食べ物に対する反応を決めるのは、その食べ物に含まれるカロリーの数ではなく、「身体が分泌するホルモン」であるからなのだ！

大事なのは、ホルモンなのだ。

インスリンを分泌しているとき身体は脂肪を作ろうとし、成長ホルモンを分泌しているときには筋肉を作ろうとする。また、ブドウ糖を運搬するためのタンパク質を分泌する場合、筋肉の中にグリコーゲンを生成させる。

そこで、さらに考えよう。

このホルモンの分泌を制御する要因は何か？

それがわかれば、これまでのダイエットがなぜ成功しなかったのかが理解できるはずである。

その答えは、運動の中身、栄養の中身、睡眠、及びストレスなのだ！

つまり、運動はカロリーの消費ではないし、食べることはカロリーの摂取でもない。

運動と食事はいずれもホルモン制御活動であり、そのホルモンの制御がうまくいっていれば身体は自然と健康になる。


運動・栄養・睡眠・ストレスの管理がすべてホルモンの分泌を制御し、健康を決める。

これらは、ホルモン分泌制御活動なのだ。


今までの栄養学は、この「カロリー栄養学」であった。

つまり、食べ物を見つめて、そのなかにあるカロリーの数、栄養素などを見ていた。

そこには大きく抜けているものがある。

そう、そこに「人間」はいないのだ。

今までの栄養研究家たちは、ある意味で人間抜きに栄養を研究してきたといえる。

これからの栄養学は、「反応栄養学」でなければならない。

つまり、実際にその食べ物を食べたとき、人間の身体がどう反応するのかを見なければいけないのである。

たとえ食べ物の中身が良く見えても、食べたあとの身体の反応が悪ければその食べ物は意味がないといえる。一方、食べ物の中身がわからなくても、その食べ物を食べたあとで身体の状態が良くなれば、その食べ物は身体に良いということになるのである。

ここからどういう反応を見ていく必要があるのかといえば、以下の3つがある。

1. 食事によるホルモンの分泌
2. 食事による炎症
3. 食事による病気の発生

今までは、カロリー栄養学であった。

これからは、反応栄養学であり、

食べ物が引き起こすホルモンの分泌、炎症、病気などを中心に考える。

政府の間違った発表からすべてがスタートした

いつから、私たちの食べ物に関する意識がこんなにおかしくなったのだろうか？

それは、1977年にさかのぼることになる。

アメリカの上院議員ジョージ・マクガヴァン氏は、1968～1977年の間、「栄養・人間ニーズにおけるアメリカ上院特別委員会」の委員長を務めた。

そして、1977年に、アメリカ人の食生活はこれからどうあるべきかについての提言を報告書にまとめている。

その報告書は、最初のうちは「これからの食生活は低糖質にすべき」だということを強調するものであったが、食品業界から大きな圧力を受けて、最終的には「これからの食生活は低脂肪にすべき」ということを強く訴えたものになった。


食品業界が、「低脂肪」を国民に押し付けた。

本当は、「低糖質」が大事であるのにだ！

なぜ業界はそのような圧力をかけたのだろうか?

それは、「反応栄養学」を考えれば、すぐにわかる。

脂質を摂取すると、私たちの身体はレプチンというホルモンを分泌する。

このレプチンというホルモンには、食欲を抑え、満腹感を与える効果がある。

しかし、低脂肪にすれば、このレプチンの分泌が抑制され、いつまで経っても満腹感が得られない。

さらにいえば、脂質は最も人間の味覚を刺激するものであり、それがなくなると味気ないものになる。そこで美味しく感じさせるために、糖質を増やす。

砂糖は、量に対してとても安い食品の材料になるため、これも儲かる。砂糖は安い食品材料なので食品会社はできるだけそれを使う。その砂糖を摂取すると、レプチンの分泌が抑制され、いくら食べても満腹感が得られない。

「デザートは別腹」という表現は、このホルモンの分泌に起因している。


糖質の摂取は、満腹感を抑え、食べすぎを生み出す。

そして、その報告書を機に、アメリカ人たちが脂質の摂取を抑え、糖質の摂取量が増え、それに連れて、だんだん肥満になり、高血圧を持ち、心臓病が多発し、糖尿病が激増したのである。

それも、やはり「反応栄養学」で見ると、原因が一目瞭然である。

糖質を摂取すると、インスリンが分泌され、身体がそのエネルギーを溜め込もうとして、脂肪を作り始めるからである。

糖質の摂取は、インスリンの分泌を刺激し、肥満と心臓病を作り出す。

食品業界は、人々が肥満になったことを自分たちの責任ではないと訴えたいのだろう。

「あなたはカロリーを摂りすぎている」

「運動でカロリーを十分に燃やしていない」

「怠け者だからいけない」

彼らはそう言って責任回避しようとしている。

しかし、それは違う。作っている食品自体が悪いのだ。過剰にインスリンを分泌させ、レプチンの分泌を抑えてしまい、人々を病気にしているのだから。

加工食品は、良くないホルモンの分泌を促し、人間を病気にさせる。

あなたへの最初の処方箋は2週間の糖質カット

ここで、あなたに最初の栄養指導の処方箋を出そう。

それは、糖質を2週間カットするというものである。

糖質とは、穀類のすべて（米を含む）、果物及びドライフルーツ、加工食品やお菓子、甘味料（カロリーのないものを含む）、アルコール、ソーダ類。

飲み物については、水以外をすべてカットし、そのすべてを一切摂取しないようにするのだ。

2週間、食生活から糖質をすべてカットしてみよう！

これを実行するにあたり、まず自分が感じている症状を思い浮かべ、すべてリストアップしてみよう。

太りやすい、すぐ疲れる、アレルギー、乾燥肌、朝起きたときに頭がぼやっとする。そういった自分にとっては当たり前になっているものも含めて、身体のすべての不具合を実際に書き留めてみよう。

これは2週間の実験だから、とりあえず付き合っていただきたい。

2週間、一切の糖質を摂取しない。

そして、2週間後、もう一度身体の症状を書き出してみよう。

実験前に出ていた症状のなかで、症状が治まったものは、糖質の摂取によって発生していた可能性が高いことがわかる。

そこから、ゆっくりと、糖質を生活に取り入れるようにしていこう。

最初は、1日に果物1個程度がいいだろう。それで、症状が戻らなかったら、今度は果物を2個にして試してみよう。それでも大丈夫なら、次は米を食べて試してみよう。

つまり段階を踏みながら糖質の量を増やしていく。

この実験により、体重が増え出したり、症状が戻ったりしたときが、「あなたの糖質の摂取量の限界値」だということがわかる。人によって、糖質に対応できる能力が違うからだ。この実験であなたの対応力を測ってみよう。

自分の耐えられる糖質の量をちゃんと知っておこう。

ここで注意したいことがある。

糖尿病の患者の場合は、この実験を行うにあたっては、担当医と自分の血糖値等のデータ、及びやっていることを毎日共有しよう。

インスリンの投与量を調整する必要が出てくる可能性が高いからだ。実際にこの2週間の糖質カットだけで、インスリン注射から解放され、糖尿病が治った患者がいるほどである。

血糖値が下がっているときに、インスリンの注射を打つことはとても危険なので、担当医とよく相談しながら進めていこう。

またその他の重病の患者も、当然食生活を変える前に、担当医と相談しよう。

間違いだらけの食生活と病気の関係性

次は、「炎症」という反応について考えてみよう。

タバコ以外に諸悪の根源をひとつ挙げるとすれば、それは「炎症」だろう。

ここで、前に挙げた死因のグラフを思い出してみよう（141ページ）。圧倒的ナンバーワンは「心臓病（循環器疾患）」である。

現代では、心臓病になるかどうかの予測は、コレステロールなどではなく、体内の炎症のレベルを示すC反応性タンパク（CRP）が最も有力である。


体内の炎症のレベルが心臓病になるかどうかを決める。


それだけでも、この炎症を抑えることが緊急課題になる。

炎症は心臓病、癌、脳卒中、糖尿病など、人間の死因のトップを争うほとんどの病気に関係している。

次に挙げるのはほんの一例ではあるが、炎症は、このような病気を引き起こしたり、悪化させたりする。

1. 心筋梗塞
2. あらゆる癌のうちの約30%
3. 脳卒中
4. 糖尿病
5. 多発性硬化症（MS）
6. ニューロパシー（神経障害）
7. アルツハイマー病
8. 自閉症
9. ギラン・バレー症候群
10. うっ血性心不全
11. 貧血症
12. 喘息
13. 慢性副鼻腔炎
14. 慢性歯周炎
15. 橋本甲状腺炎
16. 逆流性食道炎
17. 慢性消化性潰瘍《かいよう》
18. クローン病
19. 胆嚢《たんのう》疾患
20. 膵炎《すいえん》
21. セリアック病
22. 潰瘍性大腸炎
23. 腎不全《じんふぜん》
24. アトピー性湿疹《しっしん》

25. 線維筋痛症《せんいきんつうしょう》
26. 肺線維症
27. 全身性エリテマトーデス（全身性紅斑性狼瘡《こうはんせいろうそう》）
28. 尋常性乾癬《かんせん》
29. 全身性強皮症
30. リウマチ性多発筋痛症
31. 強直性脊椎炎《せきついえん》
32. 関節リウマチ
33. 手根管《しゅこんかん》症候群
34. アレルギー
35. 手術における合併症など

簡単にいってしまえば、体内で炎症が発生すると、すべての病気を引き起こす環境となる。タバコや糖質が最も病気と関連する大きな理由は、それらが炎症を引き起こすからだ。

この炎症を抑えるポイントは、適度な運動と正しい栄養の摂取である。

さて、この炎症はなぜ起きるのだろうか？

それを知っておきたい。タバコなどの毒物はもちろんこれに関係し、大きな炎症を引き起こしている。食生活も大きくこれに加担しており、タバコをやめることに次いで、食生活を修正することが大切になってくる。

ここで、炎症を引き起こす食品と炎症を抑えてくれる食品（身体にとって薬となるもの）を紹介しておこう。これは正しい食生活のガイドラインになってくれるはずである。

■炎症を引き起こす悪い食品リスト

▶ 砂糖、人工甘味料
▶ 加工食品
▶ アルコール
▶ 保存料をはじめとする食品添加物
▶ サラダ油（透明のビンに入っている黄色い油のすべて）
▶ 水素添加油及びトランス脂肪酸
▶ 小麦（パン、パスタなど）
▶ グルテン（小麦に入っているタンパク質）
▶ 精製された穀類（白米）
▶ 乳製品
▶ グルタミン酸ナトリウム（MSG）
▶ トウモロコシを飼料にした牛肉及び豚肉（オメガ6脂肪酸 / アラキドン酸） ※筋トレをしている人は例外 αリノレン酸が欠乏しているとき、必須な油に変わる
▶ アレルギー反応のあるもの（血液検査で明確に）

炎症を引き起こす食品には、加工されている、または工業的手法で作られたものが多い。

これらは、ただちに食生活から排除すべきだろう。そうすれば、体内の炎症がたちまち抑えられ、多くの病気を予防することになるに違いない。

■炎症を抑える良い食品のリスト

▶ 新鮮な果物・野菜
▶ 特に青い葉もの野菜
▶ クルミ、アーモンド
▶ エクストラバージンオリーブ油
▶ 砂糖が入っていないプレーンヨーグルト
▶ アボカド
▶ マカデミアナッツ
▶ ビーツ（赤カブ）
▶ ニンニク
▶ タマネギ
▶ ベリー類
▶ ウコン
▶ 生姜《しょうが》
▶ サワーチェリー（最も抗炎症性が高い！）
▶ 鮭《さけ》やマグロ
▶ 亜麻仁
▶ 亜麻仁油

良質な油が炎症を抑えてくれる。

これらの食品を積極的に食生活に取り入れるようにしよう！

これらは、薬といってもよい。

ギリシャの医学者ヒポクラテスは、2000年以上も前に、「食物を薬とせよ！」と言ったが、彼が正しい。

食物を薬とせよ！

製薬業界があなたに知ってほしくない奇跡の栄養素

あなたは「スルフォラファン」という物質の名前を聞いたことがあるだろうか？

ほとんどの読者は聞いたことがないと思う。

実をいうと、これはあらゆる栄養素のなかで、病気を予防するうえで、最も重要なものなのかもしれないのだ。すでに、このスルフォラファンという物質に関しては、何百もの科学論文が発表され、研究者たちが興奮するほどの劇的な結果が観測されているが、製薬会社が市販できないため、その存在はほとんど知られていない。

スルフォラファンは病気を予防するうえで、最も大切な栄養素なのかもしれない。しかし、ほとんどの人は聞いたことがない！

食べ物を分類すると、通常、肉・野菜・果物・ナッツなどに大別される。

しかし、本当に身体の健康を考えるなら、もう少し細かい分類を設ける必要がある。野菜にはいろいろな種類があるが、そのひとつにアブラナ科というものがある。

このアブラナ科の野菜をリストアップすると、似ても似つかないものもある。ブロッコリーと小松菜？　大根とクレソン？　何が共通点かわからないものも多い。

その答えは、十字状に咲く4枚の花弁を持っているということ。

スーパーで買い物をしているとき、その花弁を見ることはできないので、結局リストで覚えるしかない。
なぜ、アブラナ科の野菜が大事なのだろうか？
それは、この病気を予防する最も大切な栄養素のスルフォラファンが「アブラナ科野菜」を食べることによってしか摂取することができないからである。

スルフォラファンは、アブラナ科野菜を食べることによってしか摂取することができない。

そして、このスルフォラファンは不安定なので、できてからすぐ劣化し始める。そのため、サプリとして製造し、販売することが困難なのである。

スルフォラファンをサプリにするのは困難。

また、このアブラナ科野菜を100℃以上に熱すると、ミロシナーゼが死んでしまうことから、スルフォラファンが摂れなくなる。

本来、人間の腸にもミロシナーゼは多少あるため、高熱で料理しても、1〜40%のスルフォラファンは抽出できるが、できるだけ焼きすぎないようにしたい。また、軽く蒸すことにより、スルフォラファンの量が逆に3・5倍ほどに増える!

野菜を適度に蒸したほうが、多くのスルフォラファンを摂取できる。焼きすぎるとまったく摂れない。

では、この聞きなれない世界一のスーパーフード「アブラナ科野菜」には、どういうものが含まれるのか?

以下にそれをリストアップしてみよう。

1. ブロッコリーの芽
2. ブロッコリー
3. ケール
4. キャベツ
5. 芽キャベツ
6. 水菜
7. 小松菜
8. ルッコラ

9. チンゲン菜
10. 大根
11. カブ
12. カリフラワー
13. マカ
14. ワサビ
15. マスタード
16. ロマネスコ
17. ルタバガ
18. ターサイ
19. コールラビ
20. クレソン

これらの野菜を積極的に食生活に取り入れれば、健康革命が起こるに違いない。


ブロッコリーの芽は、他の100倍のグルコラファニンを含んでおり、世界一のスーパーフード！

最も素晴らしいスーパーフードは、ブロッコリーの芽である。

他のアブラナ科野菜の100倍ものスルフォラファンを与えてくれる。

次に、スルフォラファンの奇跡的な効能を紹介していこう。これが驚くほど凄い。嘘だろうと思われるかもしれないが、これらはすべてしっかりとした研究機関で証明されており、すでに何百という科学論文で発表されているものなので、間違いない。

その効能の説明に入る前に、なぜこれほどの効能が可能なのか、説明しておこう。やや専門的な話になるが、専門家にも納得をいただき、この知識をさらに広めてもらうために必要なことなので、2〜3分お付き合いいただきたい（興味がない人は、このボックスを飛ばしてもけっこうです）。

①スルフォラファンは、他のどの物質よりも、体内の炎症に最も影響を与え、また200もの遺伝子のオン・オフのスイッチを制御する「Nrf2の抑制機構」を起動させる作用を持っている。通常は、Nrf2が120分おきに起動し、体内の炎症、活性酸素によるダメージなどを抑え、癌など、さまざまな病気を予防している。スルフォラファンによって刺激されると、このNrf2が80分おきに起動し、スルフォラファンを摂取していない人と比べ、61%も活発に機能している。

②スルフォラファンは、世界で最も強力な第二相解毒酵素誘導剤であり、この第二相解毒酵素が発癌剤を水溶物に変え、尿で体外に排出させる。

③スルフォラファンは、遺伝子のＮＱ０１の表現を活発にする。それにより、癌抑制タンパク質の劣化を防ぎ、癌などの予防になる。

④スルフォラファンは、細胞レベルにおいて、世界一最も強力な抗酸化剤であるグルタチオンの量を大きく増やす作用があり、活性酸素のダメージから細胞を守る。

⑤スルフォラファンは、第一相生体内変換酵素を制御し、発癌性物質のダメージを抑制する。

⑥スルフォラファンは、直接癌細胞や白血病の細胞を殺す作用がある。

⑦スルフォラファンは、ＦＯＸＯ《フォークヘッド》遺伝子を制御しており、このＦＯＸＯ遺伝子の制御が１００歳の長寿に至るかどうかの最も大きな要因になると思われる。

⑧スルフォラファンは、ヒトベータディフェンシン（ＨＢＤ-２）を増やし、バクテリアからの侵入を防ぐ。

⑨スルフォラファンは、熱ショックタンパク質のＨＳＰ１を増やす。これはアルツハイマー病、パーキンソン病、ハンチントン病の予防が指摘されている。

⑩スルフォラファンは、神経細胞におけるＥＲＫの起動により、自食を引き起こす。

それでは、いよいよスルフォラファンの奇跡的な効能を次に紹介しよう。話を一般向けに（簡単に）するため、以下は、人体実験のデータ、ネズミ実験のデータなどをとり混ぜて紹介している。

本来は、やってはいけないことなのだが、目的はスルフォラファンの大きな可能性を示すためであり、特定の病気の治療方法を進めるものではないので、ご了承願いたい。

なお、投与量に影響され、摂取量が多くなればなるほど、効能が高いというデータがほとんどである。

①　死の予防になる！

アブラナ科野菜を最も食べるトップ20％の人たちは、そうでない人と比較すると、すべての死因による死亡率が22％も低下している。

②　週3～5回アブラナ科野菜を食べることで、癌の発生が30～40％下がる。

③　スルフォラファンが直接癌細胞を殺す。大腸癌、口腔扁平上皮癌、乳癌、子宮頸癌、肝臓癌、前立腺癌、白血病の細胞を殺すことが確認されている。

④癌細胞の複製・成長を抑制する。膠芽腫《こうがしゅ》、甲状腺癌、前立腺癌、乳癌、舌癌、肺癌の成長を抑制することが確認されている。
⑤癌細胞の発生リスクを抑える。口腔癌、咽頭癌、食道癌、大腸癌、乳癌、腎臓癌、前立腺癌、膀胱癌、肺癌、肝臓癌を予防するデータがある。
⑥癌治療の効果を高める。シスプラチン、ゲムシタビン、ドキソルビシン、フルオロウラシルなどの抗癌剤の膵臓癌及び前立腺癌に対する効能を高め、またこれらの薬物の正常な細胞に与える毒性を抑制する効能がある。
⑦発癌性のケミカルがＤＮＡに癒着するダメージ及び変異の確率を下げる。

癌だけで、いくつかのデータがあるので、その事例を紹介しよう。

①１週間に１回食べるだけで、口腔癌、咽頭癌、食道癌、大腸癌、乳癌、腎臓癌のリスクが大きく減る。
②週に3~5回食べる男性は、週１回未満しか食べない男性と比較して、前立腺癌のリスクが41％低下する。

③週2回以上、ブロッコリー2分の1カップを食べる男性は、週1回未満の男性と比較して、膀胱癌の発生が51％低下する。

④月に4・5回ほど生のアブラナ科野菜を食べる喫煙者は、月2・5回未満の喫煙者と比較して、肺癌の発生率が55％低下する。

⑤週1回以上アブラナ科野菜を食べる女性は、そうでない女性と比較して、乳癌の発生率が17％低下する。毎日食べる女性は、発生率が50％も低下する。

⑥膀胱癌患者で、月3・9回アブラナ科野菜を食べる患者は、膀胱癌による死亡率を57％下げる。

⑦ネズミの実験において、膀胱癌を引き起こすケミカルを投与すると、95・8％のネズミに腫瘍が発生し、1匹平均1・96の腫瘍ができている。そして、その腫瘍の大きさは、0・3センチメートルは10・6％、0・1〜0・3センチメートルは46・8％、0・1は46・8％だった。しかし、スルフォラファンなどのイソチオシアネートを高濃度で投与した場合、37・5％のネズミしか発癌せず、1匹平均が0・46腫瘍になった。また、このグループでは、0・3センチメートルは0％、0・1〜0・3センチメートルは36・4％、0・1は63・6％だった！

⑧前立腺癌の実験で、ＰＳＡの腫瘍マーカーの倍増時間が86％も増えた。

⑨ネズミ実験では、スルフォラファンが乳癌の幹細胞に当たる腫瘍様塊の大きさを8～125倍小さくし、数も45～75％減った。

⑩心臓病、心筋梗塞、脳卒中のリスクを低減させる。

⑪CRP（体内炎症を最もよく表すもの）を著しく低める。

⑫LDL（悪玉）コレステロールを減らす。

⑬HDL（善玉）コレステロールを増やす。

⑭血圧を低める。

⑮心筋梗塞のあとのダメージを低減させる。

⑯動脈硬化を防ぐ。

⑰2型糖尿病患者の血糖値を19・3％下げる。

⑱2型糖尿病患者において、アテローム発生指数を52％も下げる。

⑲2型糖尿病患者のトリグリセリドを18・7％下げる。

⑳血餅を防ぐ。

㉑急性肺血栓塞栓症における死亡率を低減させる。
㉒脳卒中のダメージを軽減させる。
㉓脳卒中後の学習機能と記憶を改善させる。
㉔レプチンとインスリンの感受性を高める。
㉕腎症や心臓のダメージなどの糖尿病の合併症を軽減させる。
㉖癌を殺すＮＫ細胞を活発化させる。
㉗Ｔｈ１細胞による免疫を高める。
㉘高齢化に伴い劣化していく適応免疫機能を回復させる。
㉙インフルエンザウイルス、ＨＩＶ、エプスタイン・バーウイルス、Ｃ型肝炎ウイルスなどに対する抗ウイルス効果がある。
㉚マクロファージにおけるＨＩＶ感染をブロックさせる。
㉛実験された28種類のバクテリアに対して、23ものバクテリアに対する抗菌効果を示している。

㉜ヘリコバクター・ピロリ感染に対する効果がある。

㉝アルツハイマー病のような病気におけるアミロイドベータ蓄積や神経細胞の喪失を防ぐ。

㉞パーキンソン病において、震えを抑え、ドパミンのレベルを正常化させる。

㉟糖尿病における記憶喪失を予防し、また海馬ニューロンの生存を促進させる。

㊱神経可塑性を高める。

㊲神経細胞の成長を促進させる。

㊳自閉症スペクトラム障害における行動スコアを34％も改善させる。

㊴統合失調症における脳機能を改善し、学習機能を高める。

㊵フルオキセチンと同じだけの抗鬱効果が確認されている。

㊶10代の子供には、社会的回避行動の出現を防ぐ。

㊷自己免疫疾患における炎症を抑える。

㊸多発性硬化症のようなT-細胞の影響による自己免疫症候群に対して効果がある。

㊹発作の予防効果がある。
㊺アルコール耐性（特に東アジア人の場合）がつく。
㊻メタンフェタミンの摂取によって発生する行動の異変を抑える。
㊼活性酸素のダメージを28％抑制する。
㊽ベンゼンの排出を61％も高める。
㊾ディーゼルエンジン排気微粒子から身体を守る。
㊿オゾンやタバコの煙によって発生する炎症を抑える。
51白血球を殺虫剤のダメージから守る。
52アクロレインの排出を23％も高める。
53精子の健康状態を良くする。
54ヒ素を含む塵《ちり》からのDNA及び肺のダメージを予防する。
55男性型脱毛症（AGA）において、髪の毛の再成長を50％も促進させる。
56慢性閉塞性肺疾患（COPD）患者におけるバクテリアの認識機能及び食作用を

回復させる。

㊼肺マクロファージによるバクテリアの排除機能を改善させる。

㊽デュシェンヌ型筋ジストロフィーにおいて、筋肉の強さを30％改善、走れる距離が20％改善。

㊾皮膚をＵＶＡ及びＵＶＢの紫外線の炎症、日焼けのダメージから守る。

㊿ＵＶＡによる皮膚のコラーゲン減少を抑える。

(61)ストレスホルモンの分泌を抑制させる。

(62)痛みを減少させる。

(63)消化管を非ステロイド性抗炎症薬によるダメージから守る。

(64)Ｎｒｆ２の起動により、大腸炎の症状を和らげる可能性がある。

(65)肝臓の機能を改善させる。

(66)肝臓を毒性のケミカル、投与される薬、高カロリーダイエットによるダメージから守る。

⑥⑦ アルコール摂取による脂肪肝の発生を抑制する。
⑥⑧ ＡＬＴ（アランアミノトランスフェラーゼ）、γ-ＧＴＰ（ガンマ-グルタミルトランスペプチターゼ）、及びＡＬＰ（アルカリホスファターゼ）を減少させる。
⑥⑨ 腎臓のダメージを防ぐ。
⑦⓪ 骨の成長、骨の密度を20％改善させる。
⑦① 変形性関節症を改善させる。
⑦② 横紋筋融解症を予防する。
⑦③ 膀胱のキャパシティを改善させる。
⑦④ 目をＵＶＡ（紫外線Ａ波）のダメージから守る。
⑦⑤ 白内障の発生を予防する可能性がある。
⑦⑥ フックス角膜内皮ジストロフィー（ＦＥＣＤ）における酸化によるダメージから発生する細胞の死を著しく改善させる。
⑦⑦ ケロイド瘢痕《はんこん》において、細胞の成長を抑制し、細胞内のコラーゲンを低減させる。

などなど、とにかくこれを見ただけでもアブラナ科野菜に含まれるスルフォラファンは、「奇跡の薬」といわざるを得ない。

製薬会社が発明したのであれば、研究者たちはノーベル賞を受賞し、その会社の株価は急騰することだろう。

しかし、「奇跡の薬」といってもブロッコリーなどの野菜を食べるだけなので、当然、メディアは報道しないし、誰も注目しない。

それでも、これはやはり、私たちの命を守る大事な知恵には違いない。

スルフォラファンがほとんどの病気を改善してくれる。生活習慣病の予防にもなるし、抗ウイルス、抗菌効果もある！

本書は、ウイルスから命を守るための本なので、ここまで詳しく書かなくてもいいと思われるかもしれないが、これまで述べてきたように、心臓病・癌・糖尿病などの合併症になると、死に至る確率が大きく高まることだし、スルフォラファンがその予防になるので、詳しく紹介させてもらった次第である。

また、スルフォラファンがインフルエンザに対しても抗ウイルス効果を上げているから、新型コロナウイルスに対する抗ウイルス効果に期待できるかもしれないし、それを早く実験で証明してもらいたい。

栄養の摂取よりも断食が凄い!

私たちの先祖の時代には、スーパーのようなものはなかった。
当たり前ではあるが、そこに大切な知恵が秘められているのだ。
私たちの先祖は、定期的に断食していたのである。
この断食とその素晴らしさを紹介するだけでも、1冊の本は書けることだろう。
しかし、本書では、要点だけを短くまとめておこう。

●3日間の断食をするだけで、身体の免疫がリセットされる。つまり、定期的に断食しない人は、免疫力が低下すると思われる。

●断食がミトコンドリアの健康を大きく増進させる。これにより癌の予防になる。
●断食により、身体が自食し、細胞やミトコンドリアをリサイクルし、健康を増進させ、多くの病気を防ぐ（これは2016年に大隅良典博士がノーベル生理学・医学賞を受賞した研究にも関係するところがある）。

断食が免疫をリセットしてくれる。

断続的な断食も大切である。

人間は食べ物を摂取するとき、その食べ物を消化するために、肝臓が酵素を分泌する。しかし、この酵素は10時間程度しか効果がない。それ以降に食べれば、またゼロから酵素を分泌し直すことになる。すると肝臓にかかる負荷は倍増してしまう。

だから通常、一日の食事は、初めて食べるときから、9時間以内に最後の食事を済ませておきたい。

これは、あなたの健康に貢献する習慣になると思う。

朝食をなくしてもいいし、夕食をなくしてもいい。

あるいは、遅めの朝食と早めの夕食を摂るような組み合わせ方でもいいだろう。

肝臓への負荷を軽減させるため、一日のなかで食事を摂る時間を9時間以内におさめたほうがいい。

断食はそれほど難しいものではない。

ではどうすればいいのか?

1. 1年のうち、2~3回にわたり、3日間ほどの断食をする。断食期間中は、水だけを摂取し、ゆっくり休み、身体に回復する時間を与える。
2. 毎日の最初の食事から最後の食事までの時間を9時間以内におさめるようにする。

たったそれだけのことである。

正しい睡眠で病気を寄せつけない

人間は何のために睡眠をとるのだろうか?

それは、身体を回復させるためである。

身体が作り上げられるのは、実質、寝ているときだけなのだ。

これは、アスリートなら、みんな知っていることだ。

エリートアスリートの座右の銘は、「WOD, EAT, SLEEP, REPEAT」。

和訳すると、「今日のワークアウトをし、食べて、寝て、それを繰り返す」。

この言葉は、私たちの健康習慣を見事に言い表しているといえよう。

良い運動の習慣を持ち、健康的な食事をし、よく寝る。それを毎日繰り返し行うようにするということである。


適度な運動をし、正しい栄養を摂り、よく寝るを繰り返す。

これが究極の健康法!

では、睡眠で大切なことは何だろうか？

それは、睡眠の環境を改善することである。

まずは、電子的なノイズを寝室から排除しよう。

電子機器を寝室に持ち込まないようにする。あるいは、少なくとも寝る前には主電源は切るようにしよう。

また、ブルーライトなどの人工的な光もやはり寝室から排除しよう。

液晶画面の光、電子機器のインジケータランプなどは、メラトニンというホルモンの分泌を異常に刺激し、睡眠障害を起こすのだ。

それから、夜食は慎みたい。胃袋を空の状態にしてから、布団に入るようにしよう。

そして、できる限り目覚まし時計を使うことなく、自然に起きられるようにしよう。そのためには、早く就寝するようにしよう。これらを実行して、規則正しいサイクルを確立しよう。シフト仕事のため、夜と昼が逆になることの多い人や寝る時間が定まらない人は、規則正しいサイクルで寝ている人に比べて、癌の発生率が2倍になっているのである。


睡眠の環境を改善し、規則的にしよう。

あなたが思っている以上に睡眠は健康にとって大事であり、闘病と健康の回復を支えてくれる。そんな睡眠は大事にしたいものである。

ストレスという強敵

ストレスは万病の元。これは誰もが知っていることだろう。

大学医学部に入ると、免疫系、ホルモン系、脳神経系の3つについて学ぶ。

以前は、この3つは相互関係がないと思われてきた。しかし、それは間違いだ。神経伝達物質の発見がそのパラダイムの欠点を浮きぼりにした。

実は、神経伝達物質がこの3つのシステムの間に多くの情報伝達を行っており、その活動が活発になればなるほど、私たちは健康的になるのだ。

それでは、どのようなときに、その活動が活発になってくるのだろうか？

それは、大脳で思考しているときだ。

人間には、3つの脳があるということを知っているだろうか？

低い位置に、体温維持・健康と逃げの生存機能を司る爬虫類脳《はちゅうるい》（蛇にもトカゲにもある機能＝脳幹）があり、その上に記憶やパターン認識ができる哺乳類脳《ほにゅうるい》がある（他の哺乳類もみんな持っている機能である大脳辺縁系）。そして、いちばん上には、人間脳（大脳新皮質）がある。これは高度な概念や創造的問題解決を支配している。

それでは、ストレスがかかると、身体はどうなるだろうか？

身体にとって、ストレスは、危険信号のことである。

身体は危険を察知すると、生存することのほうを大事にしようとする。

そこで、人間脳の機能は停止し、脳内の活動がすべて爬虫類脳に下がり、体温維持・健康と逃げに走ることになる。

そうなると、神経伝達物質の活動は著しく低下し、身体の健康が崩れ、ありとあらゆる健康上の問題が発生することになるのだ。

＊アメリカの軍の研究医テリー・ゴールデン（Terry Golden）

ストレスは、身体の各システム間のコミュニケーションを低下させ、健康を害し、すべての病気を引き起こす。

では、このストレスの管理は、どのようにすればいいのだろうか?

それには、主に2つの方法をお勧めしたい。

1. プラス思考を持つこと

2. 深呼吸と瞑想の習慣を持つこと

この2つとも、多くの学術論文でその有効性が証明されている。

ストレスの解消には、プラスのマインドと深呼吸・瞑想がいい。

人生には多くの局面があり、チャレンジがある。

しかし、その局面はどうであれ、その捉え方・解釈の仕方になると、それぞれ自由なのだ。

であれば、どんなことでもプラスに捉えるようにしよう。

・どんなに困難な状況にあっても、困難はいつか過ぎ去るだろう。

・チャレンジがあるから自分は成長できる。

・問題がなければ、英雄は生まれない。

・困難は、人生に本当に大切なものは何かを改めて確認する機会。
いくらでも、プラスに考えることができるはずである。

多くの人々にとってストレスの原因になっているのは、「他人」のことだろう。
だから、彼ら（他人）を大目に見てあげよう。

・彼らも苦心し、成長しながら、人生を何とかしようとしている。
・完璧な人間はいない。
・誰もがみんなそれぞれの成長段階にいる。
・話をよく聞いてみれば、そんなに心が悪い人というのはいないものだ。
・やり方が少しまずくなっているだけだ。

このように考え、行動すれば、ストレスは減り、あなたの人生は明るくなり、健康も維持できるはずである。

他人を大目に見てあげよう。


瞑想も役立つ。

どのような瞑想法でもかまわない。難しい瞑想をしなくてもいい。静かに座る。

一点を集中して座る。

そういう時間を毎日5分でも10分でも持つようにすれば、ストレスは随分と解消される。

そして、命の基本、健康の基本は、やはり呼吸である。

そこで、深呼吸をしよう。

鼻から息を吸って、ゆっくりと口から吐いていく。

吸って、「ハ～」という音とともに吐いていく。

それを繰り返す。

人生を平穏に過ごす秘訣は、息を吸って、それを吐く。これを繰り返すことである。


鼻から息を吸って、「ハ～」という音とともにゆっくり吐き出す。

要約

長生きをし、新型コロナウイルスなどが流行しても死なないようにするために、大切なことは、身体を最高の状態にすることである。それができるかどうかは自分の責任であり、実施すべきことは次の通りである。

① 週3回以上、30〜45分以上の有酸素運動をして、週1回〜2回の筋トレをする。
② 即刻タバコやアルコールといった毒物を生活の中から排除する。
③ 糖質を減らし、その他の炎症を引き起こす食べ物を生活の中から排除し、新鮮な野菜（特にアブラナ科）、海藻類、ナッツ、魚など、自然な食品を摂るようにする。
④ 定期的に2〜3日の断食をし、毎日の食事は9時間以内に済ませる。
⑤ 睡眠の環境を良くし、必要な休息をとるようにする。
⑥ 物事をプラスに捉え、毎日、深呼吸または瞑想の習慣を作り、ストレスを少なくする。

第6章

診断と処方

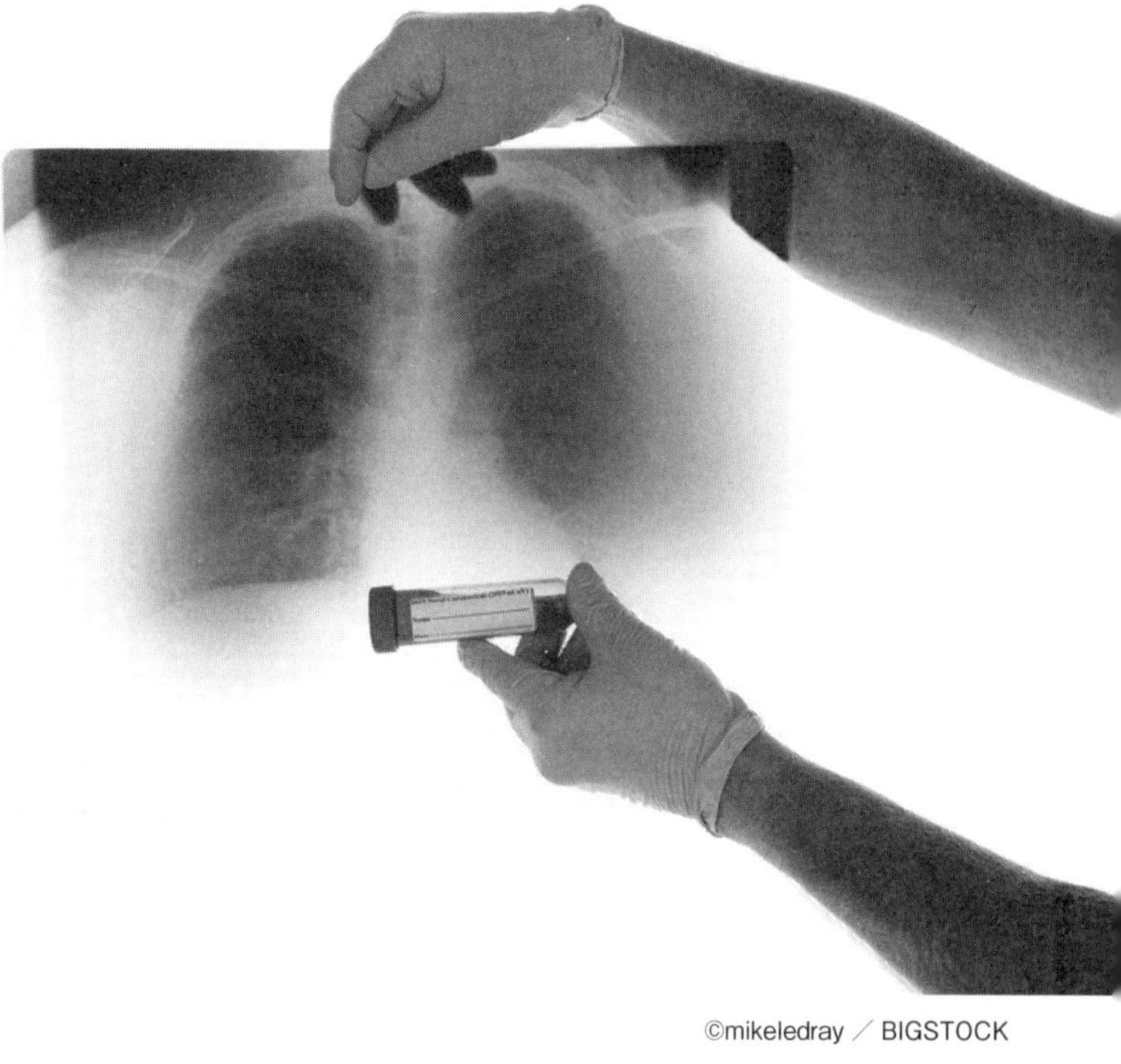

©mikeledray／BIGSTOCK

あなたは新型コロナウイルス予備軍なのか?

結局、今まで見てきたように、新型コロナウイルスから深刻な健康上の影響を受ける人というのは、ほとんどの場合、高齢者、心臓病・癌・糖尿病・高血圧などの生活習慣病を患っている人、喫煙者など、健康的にすでに弱っている方々である。COVID-19による死亡のほとんどがこうしたものとの合併症と言っていいだろう。

日頃から正しい生活習慣を持ち、健康を大切にしている方々にとっては、新型コロナウイルスは、軽いインフルエンザ程度で終わることがほとんどである。

そこで、本書を通して、自分の身体を若く、健康に保つように、心から勧めておきたい。

健康維持がいちばんの病気予防。

もし、あなたは運動もせず、タバコを吸い、アルコールを飲み、加工食品などを食べ、睡眠を怠り、ストレスの多い生活を送ったりしているのであれば、あなたは「新型コロナウイルス予備軍」と言っていいだろう。いや、それを超えて、心臓病・癌・糖尿病・脳卒中など、ありとあらゆる病気の予備軍といってもいい。

病院で働いていると、こうした自己責任による生活習慣から発生する病気と、そうした病気を抱えることにより発生する合併症、また軽い病気で済むはずの症状が命取りなどに発展していく姿を毎日見せつけられているのである。

あなたは、大切な命をそのような無責任な生活で、棒に振ってはならない！

この新型コロナウイルスの発生を機に、生活習慣を改め、本書でこれまで紹介してきた正しい勧告に従って生活すれば、あなたはより楽しい、充実した、健康で、長寿な人生を送ることができるはずである。少なくとも、その確率は劇的に向上するに違いない。

本書を読んで、正しい生活習慣を実践することで、あなたが、新型コロナウイルス予備軍ではなく、「健康予備軍」と姿を改めることを願ってやまない。

病気の予備軍ではなく、さっそく「健康の予備軍」に入ろう。

予防するためにやるべきこと

ここで、あなただけでなく、あなたと周りの方々のためにも、新型コロナウイルスの感染予防対策をもう一度まとめておこう。

①自分が発症していると思われる場合、あるい高熱・咳・クシャミなどの症状が出た場合は、マスクの着用を徹底し、この病気がさらに広がらないようにしよう。また、この病気が流行している間、大勢の方々と接するときは、発症していなくても、やはりマスクを着用しよう。

②新型コロナウイルスに感染している人と接触したと思われる場合、接触したその日から14日間は家の中にいて、自分を他人から隔離させよう。感染していないことが確認できてから他の人と接するようにしよう。

③頻繁に石鹸とお湯で手をゴシゴシ洗う。それができないときは、アルコール度60〜70%の消毒液で洗うようにしよう。

④家や事務所、生活の中でよく触る物・場所は、1日1回を目安に消毒しよう。
⑤可能な限り、他人との距離を1メートル以上保つようにしよう。
⑥大人数のイベントの開催・参加は、新型コロナウイルスの流行が落ち着くまでは遠慮しよう。
⑦寝る前には必ず手、顔、口、鼻腔をよく洗うようにしよう。
⑧感染者が多発している地域への旅行は、できるだけ避けるようにしよう。

みんながこの簡単な予防策や習慣を徹底させるようにすれば、新型コロナウイルスの流行は早く落ち着くはずだし、すでにインフルエンザなどの流行性の病気も激減している。

死なないためにやるべきこと

新型コロナウイルスで死亡する確率を抑えるために、すぐに次の項目を実行しよう。

①今日から、良い運動の習慣を確立する。週3〜5回、30〜45分の有酸素運動と、週1〜2回の筋トレをする。

②喫煙と飲酒をやめる。

③ためしに2週間だけ、糖質・炭水化物を食生活からなくし、自分の糖質・炭水化物の許容範囲を確認しよう。それ以降は、糖質の摂取をその範囲内に抑えよう。

④「炎症を引き起こす食品リスト」、「炎症を抑える食品リスト」を作り、献立に役立てよう。

⑤アブラナ科野菜を多めに摂るようにしよう。

⑥睡眠環境から電子機器やブルーライトをすべてなくし、寝る前の1時間はできる限り液晶画面を見ないで過ごすようにしよう。

⑦自分のマインドを落ち着かせてプラスに保ち、瞑想や深呼吸の習慣を身につけよう。

これらの項目を実践すれば、新型コロナウイルスのみならず、病院でお世話になるほとんどの病気の原因をなくすことができるだろう。

政府とメディアへ一言

最後に、政府とメディアに対し、一言言っておきたいことがある。

パンデミックが発生した場合は、人々に正しい行動を取ってもらい、それを徹底してもらう必要がある。

人々がその指示に従ってくれるのは、政府やメディアに信頼を持っているときだけである。

だから、政府も、メディアも、データを歪めて見せることなく、また必要以上にセンセーショナルに見せることもなく、ありのままに、正しい科学の根拠に基づいた形で詳報やデータを発表していただきたい。

そうすれば、本書のような本が出版されなくても、一般の方々は問題なく対応できるはずである。

正しいデータに基づく発表や政策が最も大事。


政府当局の皆様は、今、本当に大変な立場にあると思う。

パンデミックが広がらないように対策を進めようとすればするほど、経済に大打撃を与えることになる。

すでに2020年3月の段階で、一時、株式市場が30％も暴落し、世界市場で18兆ドルの損失が発生、また経済活動はほとんど凍結しているといわざるを得ない。

アメリカの連邦準備銀行の役員が、1933年以降で例をみない30％に及ぶ失業率を予測し、またゴールドマンサックス社が、2020年の第二四半期における24％もの経済収縮の予想を示している。

東京オリンピックも延期され、航空業界や旅行業社が大打撃を受けている。日本のレストランでは、前の売上げの10％程度しかないと報告する店は少なくない。

これが数週間続くだけで、何年もかけて血・汗・命を投じて築き上げた企業の連続倒産は免れない。

また、この地球に住む78億人の人々の暮らしを可能にしている経済システム、この偉大なる経済の生態系が崩壊し、回復できない状況になってしまいかねない。

そうなれば、COVID-19で考えられる死亡者数をはるかに超えるダメージになってしまう。

これまでに損失した18兆ドルもの資産を、心臓病・癌・糖尿病・車の安全・運動人口の拡大・タバコの排除・アルコールの節制・食品の安全などに向けていれば、新型コロナウイルスの悲劇をはるかに超える人命を救うことができたはずである。

現在、世界は医療システムの破綻を選ぶか、経済システムの破綻を選ぶか、その選択を迫られているように見える。

しかし、医療のシステムというものは、健全な経済システムがあってこそ成り立つものである。

経済が低迷してしまえば、毎年心臓病で命を落とす1779万人の治療はできない。そして、この数字がCOVID-19による死亡者数をはるかに超えて伸びることは十分に考えられる。

毎年新規で発生する1800万人もの癌患者、糖尿病を患っている4億2500万人の患者など、これらの患者を治療するためには膨大なお金がかかり、経済が順調に回っていなければ、やはり死者の数は増える。この事実を絶対に忘れてはならない。

経済がうまくいっていない限り、医療システムは結局破綻する。

メンタルヘルスも考えなければならない。

毎年の自殺者の数は、インフルエンザによる死亡者数を上回っている。2008年の金融危機の影響で、欧米だけでも自殺者の数は1万人以上になった。

今回のロックダウンなど、人の移動の制限が続けば、それをはるかに上回る犠牲者が出る。

離婚の半分以上は、経済的な理由が原因になっているとされている。

経済が破綻すれば、家族の崩壊にも結びつく。良い家族関係はより長い、健康的な人生と確実な関係をもたらすことはすでに証明されている。

アメリカ大統領のドナルド・トランプ氏が、「対応策が元の病気よりも悪質なものになってはならない」と述べている。その通りなのだろう。

COVID-19のために都市をロックダウンさせることは、医療システムの破綻のみならず、自殺者の急増や家庭の崩壊にもつながりうる。

本書の中では、COVID-19の広がりを防ぐための手法を述べている。そして、他の健康当局も同じ立場をとり、その助言を受けて、経済活動が大きく制限されている。しかし、人命を救う、人の健康を保つという視点に立って考えると、COVID-19が広がり、医療システムが一時期パンクし、それにより死者が出ることと、経済システムがパンクし、経済大恐慌を上回る大悲劇になることを比較すると、経済システムを維持し、医療システムの一時的パンクを選ぶことのほうが正解なのかもしれない。

その場合、マスクの大量提供、新しい集中治療室の建設、人工呼吸器の緊急製造などを行い、リスクの高い方々をできる限り隔離させ、残りの方々は通常の経済活動に戻るという選択肢もあり得る。

少なくとも、その議論は活発に行われるべきだろう。

経済評論家のステファン・ムーア氏は、次のように語る。

「公衆衛生当局を悪く言うつもりは毛頭ない。しかし、何兆ドルかかろうとも、すべての人命を救う、という政策を導入するわけにはいかない」。

これも事実であり、正しいといわざるを得ない。

そして、社会は、毎日この選択を行っていることを忘れてはならない。

1人でも死者が出ない自動車しか販売できないとなれば、戦車のような車になり、コストが高すぎて誰も乗れないし、大量の燃料をつかうことになるので環境破壊の問題を起こす。教育費をなくし、子供たちの将来を犠牲にしながら、そのお金をすべて高齢者の延命措置に投入することはできない。

結局、バランス点を探すことになるのだ。

企業で医療システムを最大限にサポートするようにし、リスクの高い方々を最大限に隔離させ、残りの方々が正常の経済活動に戻るという考え方は意外と正解かもしれない。

ジョン・イオアニーディス医師（Dr. John P.A. Ioannidis）がここでまた大切な指摘

を与えてくれている。

「ロックダウンが数ヵ月でも続けば、生活が止まってしまい、その短期的・長期的結果がまったく読めず、何百万人どころか、何十億人もの命を危険に晒すことになる。また、COVID-19とインフルエンザを合算すると、今年は例年とさほど大きな差があるようにも見えないし、また新しいウイルスがあると報道されていなければ、メディアは最も注目されない2つのバスケットボールチームの試合ほど報道していないはずである」。

また、ホワイト・ハウスの新型コロナウイルスの対応責任者Dr. Deborah Birxが次のように付け足している。

「みんなが人口の20%も感染するいうと、とても恐ろしく聞こえるが、しかし、実際の経験に基づくデータがそれを裏付けるようになっていない」。

経済が破綻してしまえば、何十億人の命と人生を危険に晒すことを忘れてはならない。

また、「必須な経済活動」だけを続行させようとすることにも問題がある。それは、現在の複雑な経済システムにおいて、何が「必須」なのかを判断することは無理な相談だからである。

託児所は必須だろうか？

そこに子供を預けている人がＣＯＶＩＤ-19の治療現場で働いている医師ならば？

トラックの運転は？

そのトラックが献血の血液を運んでいる場合は？

ガソリンスタンドは？

印刷所は必須だろうか？

そこで印刷している本が、ＣＯＶＩＤ-19の学術論文であれば？

鉄工所は必須なのだろうか？

そこで製造している鉄が人工呼吸器を作るために利用されていれば？

難民キャンプの浄水器に利用されていれば？

結局のところは、判断がつくはずがない。

旧ソ連で、その判断を中央政権でしようとしたが、結局主食のパンに至るまで、すべての商品が不足する事態を生み出した。


経済の部分的停止もうまくいかない。

特に憂慮すべきことは、経済システムを破綻させるような意思決定をしながらも、実際のところ、導入している対策が効果を上げるかどうかという保証はない。いや、逆に出る可能性すら考えられる。

これは、やはり、ここまで健康当局や医療関係者が十分に説明していないところに問題がある。

例えば、子供は学校に行かないということになると、家にいる高齢者と過ごす時間が増え、同居する高齢者はより大きな感染リスクに晒されることになる。

また、COVID-19が結局のところ広がり続け、一時期だけ病院がパンクするのではなく、長期におけるキャパオーバーを生み出し、慢性的な病気を患う方の治療でうまく対応できず、そこでさらに大勢の死者を出す可能性もある。

加えて、もうひとつの危険性がここにある。それは死亡率が割合低く、高齢者や持病のある方がメインに危険に晒されているCOVID-19でここまで大騒ぎを起こし、経済のシステムを破綻させていることだ。一般大衆が「結局、騒ぐほどのことではなかったと判断した場合、次回、本当に悪質なパンデミックが起きたとき、政府の指示に従ってもらえないという「狼少年」のような現象が起こりかねないことである。

今の隔離戦略にも大きなリスクが伴う。そして、うまくいくかどうかの確信はない。

トランプ大統領の「復活祭（2020年4月12日）までに経済を完全に再スタートをさせたい」という発言に対して最も大声で批判していたニューヨーク州知事のアンドリュー・クオモ氏（ニューヨークは現在アメリカで確認されたCOVID-19の感染者の約半分を占める）でさえ、330万人の新たな失業者が出たというデータを見て、それまでの自分のスタンスを変え、「ニューヨーク州全体をロックダウンさせたことは、公衆衛生の戦略としては最善ではなかった」と述べている。

そして、州都のアルバニー市で記者会見を開き、「今後の方向性としては、仕事に戻る戦略と公衆衛生の戦略を両立すべきである。私たちは、すべてのビジネス、すべての労働者、高齢者、若い人、学校も、何もかも、すべてを閉鎖させた。これが私たちの公衆衛生の戦略だった。

しかし、振り返って分析すれば、全員を隔離させる戦略は導入するべきではなかったのではないかと思う。公衆衛生の意味だけでも、最善とはいえない。若者と高齢者を一緒に家に閉じ込めることは賢明ではない。結局、高齢者を感染のリスクに晒すことになるから。公衆衛生と経済成長、この双方を実現しなければならない」と付け加えている。

とにかく、政策を考えるに当たって、目下の問題だけではなく、長期における社会の繁栄、人の健康、人生と生活の質も視野に入れて、マスコミが騒ぐからではなく、新しいことだからでもなく、実際のデータを直視し、最善の策を打ち出していただきたい。そのようにすれば、より良い世界が生まれるに違いないと思う。

そして、とにかく、経済のダメージも、人命に関わるものであるということを忘れずに、引き続き政策の良いバランス点を探し続けていただきたい。

経済システムも健康状態も人命に関わる問題であり、何百万人ではなく、何十億もの人の生活や命がかかっていることを忘れてはならない。

疫学の観点からみれば、COVID-19はインフルエンザのような死亡率であっても、免疫を持っている人がいない状態でのスタートだったので、急速に広まった。パーセンテージは低いとしても、絶対数でそれなりに大勢の死者を出すことになりかねないし、医療システムの現代のキャパシティを超えることにもなりかねない。

これを理解しつつ、社会という生態系にはすべてにおいてバランスが大切であり、医療関係者の主張だけを取り上げて結論を出すわけにはいかない側面もあることを理解されたい。

そして、政府はどちらの選択を行ったとしても、我々医療関係者は最大限の努力で応援し、1人でも多くの方々の命を救いたいと思っている。

今後はデータを直視し、メディアの騒ぎではなく、本当に人命を守るのは何か、それを考えていただきたい。

あとがき

読者の皆様へ　～平和な日々が戻ることを願って～

ここまで、お読みいただき、誠にありがとうございます。

新型コロナウイルスの影響があまりにも早く広まり、緊急事態となり、本書の執筆はかなりタイトなスケジュールで仕上げる必要がどうしてもあった。そのため、至らない点が多々あると思う。

そして、ウイルスなどの科学のみで解析できる現象を取り上げる関係上、ところどころで科学的な話が多くなり、読者を退屈にさせたり、またわかりにくくさせたりしたのではないかと、心配でならない。

しかし、国民の大切な命がかかっており、また大きな間違いがあってはならないし、さらに医療関係者も読むだろうということから、やむを得なかったのだ。

とにかく、この1冊に愛情をでき得る限り注ぎ込んだ。今はあなたの健康を祈るばかりである。

そして、1日も早く新型コロナウイルスが収束し、社会に平和な日々が戻ることを祈るばかりである。

2020年4月

医学博士・高知大学医学部附属病院病院教授　刈谷 真爾

本書の企画者から一言

本書の製作に携わることができて、とても光栄に思うと同時に、重大な責任を感じずにはいられません。

COVID-19（新型コロナウイルスによって発生する病気）が世界中に広がり、148万4811人の感染者が確認され、そして、8万8538人もの方が命を落としています（2020年4月7日現在）。

各国において、厳しい検疫措置が設けられ、また経済活動がストップしている状態です。メディアはこの話題以外にはニュースないといった感じになっています。

しかし、COVID-19が悲劇に違いないと認識し、また病死なさった方々の遺族に心からのお悔やみを申し上げながらも、この病気に関する間違った報道などがさまざまな勘違いを生み、そして、それによって政策の判断が歪んでしまうことも危惧しています。

例えば、WHO（世界保健機関）は、COVID-19の死亡率は3・4％だと発表しているが、この数字は無意味であり、統計学を勉強する大学1年生でも、こんな単純なミスは犯さないだろうと思うほどです。現段階で、ほとんどの国では、重い症状を訴え、病院に行く方々のみを検査しており、先ほどの数字はその検査で陽性の結果が出た人たちの死亡率です。つまり、重い症状が発生する患者の中では、3・4%もの死亡率になるわけです。

しかし、COVID-19の場合、ほとんどの患者が症状すら発生しない、または、軽い症状で終わってしまうため、検査を受けず、上記のデータに含まれない患者がほとんどです。

そこで、スタンフォード大学の医学部の疫学教授をしながら、統計学の教授を兼任するジョン・P・A・イオアニーディス氏（John P.A. Ioannidis）は実際の死亡率を0・05〜1・0%の間だと計算しています。

また、アメリカの医学専門誌の『ランセット（The Lancet）』において、ロバート・ヴェリティー（Robert Verity, PhD），Lucy C Okell, PhD, Ilaria Dorigatti, PhD, Peter Winskill, PhD, チャールズ・ウィテカー（Charles Whittaker），MSc, Natsuko Imai, PhD,et al. の錚々たるメンバーが、実際の死亡率を0・66%ぐらいだと結論づけています（この数字は、中国の武漢市のデータをかなり頼りにしていて、そのために死亡率を高く見積もっている可能性が高いと思われます）。

また、COVID-19で亡くなるかどうかが、年齢や健康状態に大きく左右されることはいうまでもありません。亡くなる方の平均年齢が80歳以上であり（世界の平均寿命は72・6歳)、その年齢層における死亡率は7・8%、10歳未満の子供の死亡率は0・0016%になっており、天文学的に低い数字です(2020年3月31日現在)。そして、COVID-19で亡くなる方の80%以上に心臓病・癌・糖尿病・高血圧などの持病があり、また喫煙者がかなり高い割合を占めています。

高齢者における、この7・8%の死亡率を聞き、極めて高いと思われるかもしれませんが、老人ホームなどで普通の風邪が流行ると、8%までの死亡率が報告されていることから、これも少し慎重に考えなければなりません。

もうひとつ理解していただきたいことは、末期の膵臓癌と診断された余命1~2ヵ月の患者が、COVID-19で診断され、その後亡くなった場合、COVID-19が死因にされてしまう点です。

直近の死因には違いないので、死亡証明書にはそう記載されることは正しいのですが、それは死亡の本当の原因とはいえず、こうしたこともCOVID-19の死亡率を過剰に高く見せているわけです。

また、インフルエンザ等から発生する肺炎などで亡くなられる方の解剖を行うとき、多くの場合、複数のウイルスが確認され、診断されたウイルスが死因とは限りません。しかし、こういう場合も、やはり全部がCOVID-19による死と断定され、メディアは数字を多く見せて報道しているわけです。

このように理解すれば、「世界の終わりになるのではないか」と思われる報道などが随分違って見えてくるはずですし、またこのCOVID-19に対する反応も大きく変わってくるかもしれません。

COVID-19のいちばん大きな問題は、ワクチンがなく、免疫ができている人もいないという点です。したがって、死亡率そのものは低くても、絶対数は大きくなり得るので、そうなると、医療のシステムがひっ迫され、正しい治療ができなくなる恐れがあるということです。これは確かに大きな問題であり、COVID-19の広がりを抑えるために、正しい行動を取る必要があるわけです。

しかし、同時に、健全な経済システムが健康で幸せな人生に必要不可欠であるということはいうまでもありません。結局のところ、経済も人命に関わる問題なのです。すでに各国からの出稼ぎ労働者の収入減により、自国への仕送りがなくなり、何百万人もの方々が貧困に陥る危険性にさらされているし、また株式市場の暴落により、高齢者の年金が危機的な状況になっているわけです。そして、地球における78億人もの人口を支える複雑でデリケートなサプライチェーンにも亀裂が生じ、今後の世界の繁栄が危ぶまれているのです。そこで、多くの失業者を生み出し、多くの零細企業・中小企業を廃業に追い込むような政府の対応策は問題がないとはいえません。COVID-19という病気よりも、経済破綻を恐れる大勢の方々の気持ちに共感せざるを得ません。

そして、私たちは、そのなかで常にバランス点を探す必要があるわけです。

重病を抱えている高齢者を守りたいという気持ちと、社会全体の健全な営みをしなければならないという気持ち。この両立は、今、世界の政府当局に最も大きく期待されますし、そして、それに関する判断を下すときには、センセーショナルに人々の恐怖心を煽るメディアの報道に基づくのではなく、正しいデータと、他の社会問題との比較等に基づきやっていただきたいと切に願います。

いずれにしても、COVID-19というマイナス要因が社会に現れ、私たちはそれに対処しなければなりません。長年にわたり、何十万人という方々により幸せな人生を送る方法や、より繁盛する企業を築く方法を指導するなかで、いつも思うことがあります。それは、「マイナスが消せるのは、プラスしかない」ということです。

そして、このCOVID-19のパニックもそうだと思います。

実際に死亡する方のほとんどが、持病の合併症であり、喫煙の結果であり、身体がすでに弱っており、軽い病気でも大きな問題になる方々です。そこで、この危機を機会と捉え、読者の皆さん、国民の皆さんには自分の健康を見直し、生活習慣病の予防に励み、病気に罹るようなことがあっても、十分に対応できる体力と気力を身につけていただきたいと願ってやみません。

やはり、最初から罹らないことは何よりも重要であり、そのために、COVID-19をはじめとする、呼吸器を襲うウイルスを予防する正しい知識も身につけて、自分の周囲の方々を守っていただきたいのです。

本書が、COVID-19に対する予防、正しいデータに基づく判断基準、健康になるための起爆剤になれば、これ以上の幸せはありません。

企画・プロデューサー　ジェームス・スキナー

これからを健康に生き抜くために

本書を最後までお読みいただきありがとうございます。

新型コロナウイルスに関する最新情報や正しい予防方法、
病気になりにくい強い健康体の作り方など
健康に関する様々な情報が欲しい方はこちらからご登録ください。

新型コロナウイルスの感染者はいまだ増え続けていますし、
予防等の最新情報は日々更新されています。

世の中にはあまり出回っていない新型コロナウイルスに関する情報や
私だからこそ伝えられるタメになる情報、
さらには本書には書ききれなかった最新の健康情報などを
随時メールや動画でお伝えしていきます。

ぜひご登録ください。

刈谷 真爾 Shinji Kariya

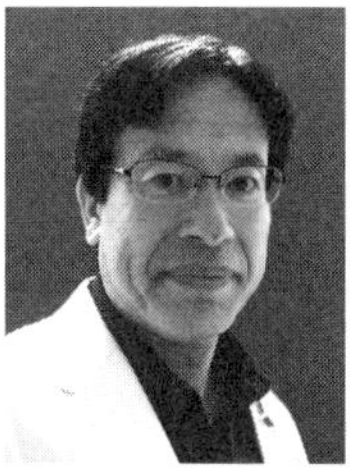

医学博士、高知大学医学部附属病院病院教授。

日本医学放射線学会代議員。

高知県出身。東京工業大学工学部経営工学科卒、高知医科大学医学部卒、同大大学院医学研究科博士課程修了。

高知大学教育研究部医療科学系臨床医学部門教授。放射線治療専門医としてがん治療に携わるかたわら、健康・予防医学にも精通しており、精神・食・運動のバランスを重視した健康生活を自ら実践し、その普及にも力を注いでいる。

家庭では５人の子供の父親。

ウイルスに負けない生き方
〜新型コロナウイルスの真実〜

2020年４月30日　初版第１刷発行

著者　刈谷真爾
企画・プロデュース　ジェームス・スキナー
発行人　津嶋 栄
発行　株式会社フローラル出版
〒163-0649　東京都新宿区西新宿１-25-１
新宿センタービル49F　+OURS内
TEL：03-4546-1633（代表）
TEL：03-6709-8382（注文窓口）
注文用FAX：03-6709-8873
メールアドレス：order@floralpublish.com
出版プロデュース　株式会社日本経営センター
出版マーケティング　株式会社BRC
印刷・製本　株式会社光邦

乱丁・落丁はお取替えいたします。

ただし、古書店等で購入したものに関してはお取替えできません。

定価はカバーに表示してあります。


ISBN978-4-910017-05-1　C2077

フローラル出版の好評既刊本

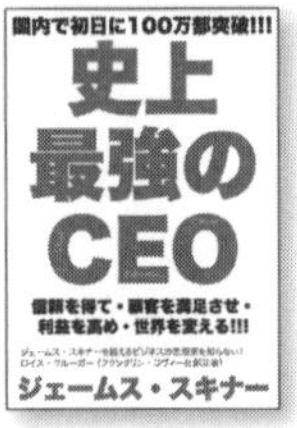

『史上最強のCEO』

国内で初日に100万部突破!!
世界中の企業を激変させるたった4つの原則
信頼を得て、顧客を満足させ、利益を高め、世界を変える!!

ISBN978-4-910017-03-7
ジェームス・スキナー 著　本体1800円(税別)

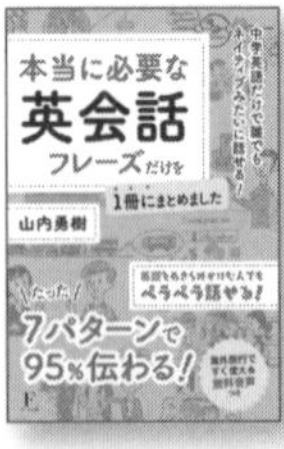

『本当に必要な英会話フレーズだけを 1冊にまとめました』

中学英語だけで
誰でもネイティブのように話せる!

ISBN978-4-910017-02-0
山内勇樹 著　本体1800円(税別)

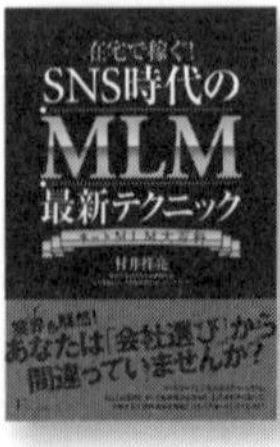

『在宅で稼ぐ! SNS時代のMLM最新テクニック ネットMLM大百科』

SNSを活用した最新ノウハウと、活用に必要な知識を
MLM界トップリーダーでもある著者が惜しみなく伝授!
史上初のフラットな視座からの解説書!

ISBN978-4-910017-01-3
村井祥亮 著　本体2000円(税別)

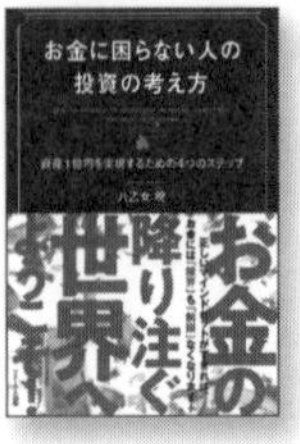

『お金に困らない人の投資の考え方』
～資産1億円を実現するための4つのステップ～

「お金」や「投資」を通じて、読者にとっての
「幸せとは何か?」を問いかける一冊
30代で資産10億円を達成した著者ならではの
シンプルかつ論理的なノウハウを惜しみなく公開!

ISBN978-4-910017-00-6
八乙女暁 著　本体1850円(税別)

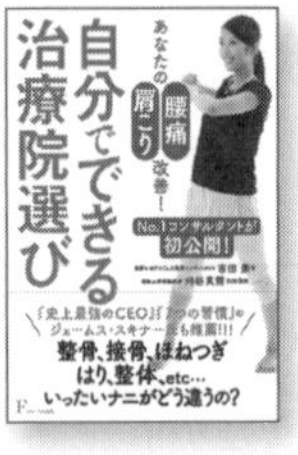

『あなたの腰痛肩こり改善! 自分でできる治療院選び』

整骨、接骨、ほねつぎ、はり、整体、etc…
いったいナニがどう違うの?

ISBN978-4-910017-04-4
吉田 崇 著　本体1800円(税別)

感動と成長を!　**株式会社フローラル出版**　https://www.floralpublish.com
〒163-0649 東京都新宿区西新宿 1-25-1 新宿センタービル 49F +OURS内